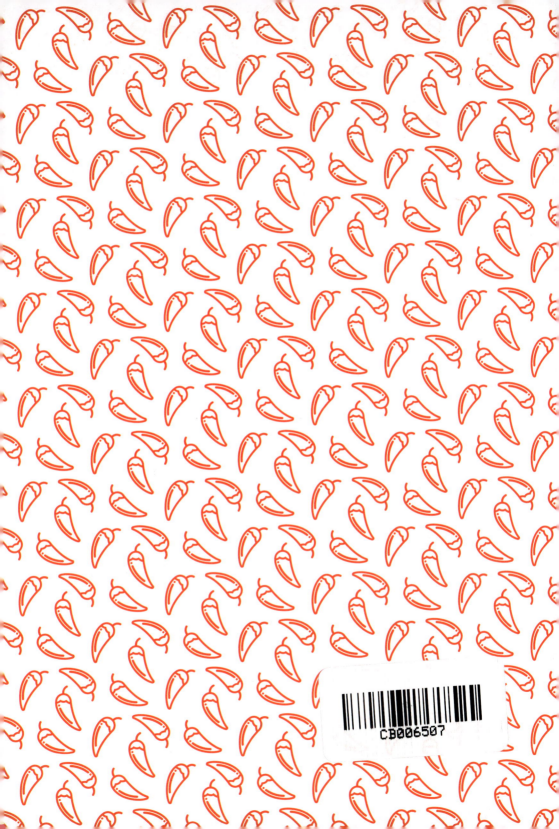

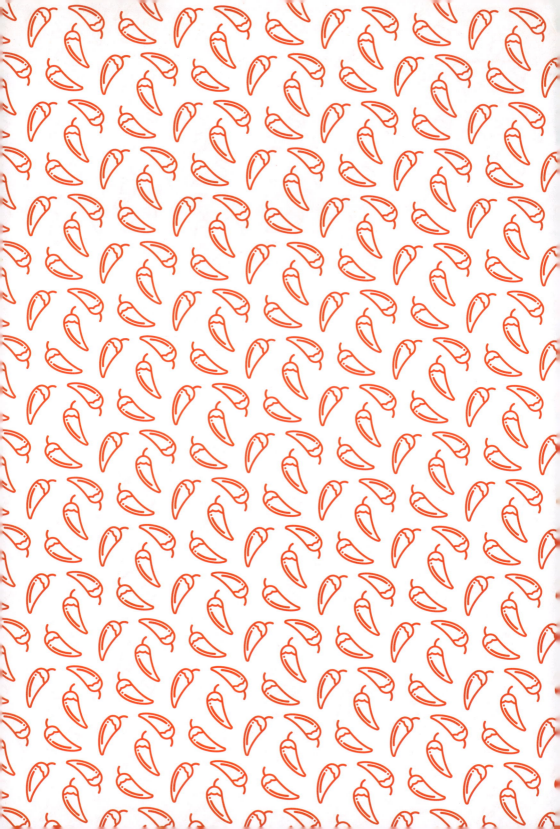

Dr. DAYAN SIEBRA

VIVA COM
SAÚDE,
VIVA COM
PAIXÃO

LIBIDO

1ª edição, Fortaleza, 2018

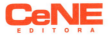

Copyright@2018 CeNE
Texto: Dayan Siebra

Edição
Edmilson Alves Júnior
Igor Alves
Irenice Martins

Preparação de Originais e Coordenação Geral
Jordana Carneiro

Revisão
Cidia Menezes

Capa
Diego Barros

Projeto Gráfico e Diagramação
Diego Barros

Fotografias Internas
unsplash.com

Edição Conforme o Novo Acordo Ortográfico da Língua Portuguesa
Dados Internacionais de Catalogação na Publicação (CIP)

Holanda, Carlos Dayan Feitosa Siebra de
Viva com saúde, viva com paixão: libido. / Dayan Siebra- Fortaleza: CeNE Editora, 2018.

160p.; il. Color.

ISBN 978-85-68941-12-6
     1. Medicina Alternativa. 2. Saúde. 3. Bem-Estar. 4. Vida Saudável.
     I. Título.
CDD 615

Ficha catalográfica elaborada pela Bibliotecária Rafaela Pereira de Carvalho CRB-1506

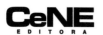

Av. Santos Dumont, 1343 - Loja 4 - Centro
Fortaleza - CE - CEP 60.150.161
www.editoracene.com.br / (85) 2181.6610

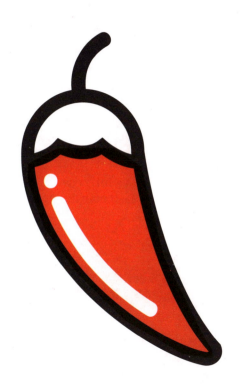

Para todos os que já se perguntaram: "Preciso mesmo envelhecer tão rápido, perdendo minha saúde física, mental e sexual?"

Este livro é para você.

SUMÁRIO

QUEM É DAYAN SIEBRA *10*

INTRODUÇÃO *14*

TESTOSTERONA *19*

DEZ PERGUNTAS PARA IDENTIFICAR DEFICIÊNCIA DE TESTOSTERONA . *22*

QUEDA DE TESTOSTERONA EM HOMENS COM MAIS DE 50 ANOS *26*

DOENÇAS COMUNS EM HOMENS COM MAIS DE 50 ANOS *32*

4 COISAS QUE MELHORAM COM O USO DE TESTOSTERONA *36*

TESTOSTERONA E O EMAGRECIMENTO *42*

TESTOSTERONA E O AUMENTO DA MASSA MUSCULAR *48*

TESTOSTERONA CAUSA CÂNCER DE PRÓSTATA? *58*

6 FITOTERÁPICOS ESSENCIAIS PARA A VIDA *64*

OS BENEFÍCIOS DA MACA PERUANA NA ALIMENTAÇÃO *78*

EJACULAÇÃO PRECOCE *84*

OS BENEFÍCIOS DOS HORMÔNIOS PARA O CORPO *90*

PROGESTERONA: UM HORMÔNIO DO BEM *96*

OS EFEITOS DOS HORMÔNIOS NA IDADE AVANÇADA *100*

OS BENEFÍCIOS DO COLESTEROL NA VIDA SEXUAL *106*

ANSIEDADE PREJUDICANDO A LIBIDO *108*

TRANSTORNO GENERALIZADO DE ANSIEDADE – TAG COMO FATOR INIBIDOR DA VIDA SEXUAL *114*

OS 7 EXERCÍCIOS PARA CONTROLAR SUA ANSIEDADE MELHORANDO A LIBIDO *120*

ALÉM DE PERDA DA LIBIDO, O ESTRESSE PODE CAUSAR PERDADOS SEUS DENTES.. *126*

MENOPAUSA *130*

CHIP DE BELEZA MELHORA A LIBIDO E A MASSA MUSCULAR................ *136*

A VERDADE SOBRE O DHEA.. *142*

PARA HOMENS: SABER LER UM EXAME DE PSA É TÃO IMPORTANTE QUANTO SE PREOCUPAR COM A LIBIDO *146*

HIPÓFISE: O QUE É, PARA QUE SERVE E COMO CUIDAR DELA................. *152*

AGRADECIMENTOS.. *157*

QUEM É DAYAN SIEBRA

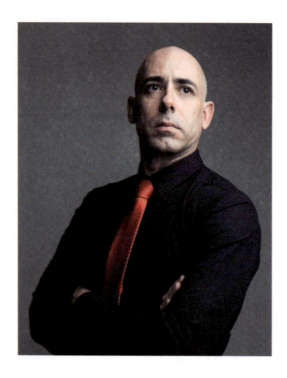

Nasci na cidade de Crato-CE, onde morei toda a minha infância em um sítio ao sopé da Serra do Araripe e procurei ser sempre um aluno dedicado. Aos 15 anos fui morar com amigos em Recife-PE, já com o intuito de ser médico e cirurgião. Estimulado pela minha mãe, que sempre dizia: "Filho, seja médico e ajude a salvar vidas! "

Passei na primeira prova que fiz de vestibular para Medicina na Universidade de Pernambuco, a qual frequentei durante 6 anos, onde fiz muitos amigos e conheci então minha colega de turma, Andréa Gifoni Siebra de Holanda, a qual hoje é a minha esposa e mãe dos meus filhos

Devido à minha habilidade manual e aos meus conhecimentos de anatomia, decidi especializar-me em cirurgia vascular no Hospital da Restauração, onde passei mais três anos e logo após fiz radiologia intervencionista no Instituto ANGIORAD, também em Recife.

Após a residência médica, fui morar na cidade de Sobral –CE, onde passei mais nove anos (de 2002 a 2011) como cirurgião vascular, adquirindo respeito e admiração de colegas e pacientes, pois sempre tratei muito bem a todos.

Procurei ter uma atitude acolhedora para com os meus pacientes e colegas e além disso, desenvolvi habilidades específicas para o exercício da minha profissão e uma constante postura de inovação, tendo sido o primeiro cirurgião vascular do Ceará a utilizar laser para tratamento de varizes, assim como o uso de microespuma densa, uma técnica ainda hoje eficaz para o tratamento dos microvasos.

Fiz uma pós-graduação em Medicina Ortomolecular na Universidade Veiga de Almeida, no Rio de Janeiro, um curso de dezoito meses, em que tive que me deslocar do Ceará para o Rio, uma vez ao mês, quando todos diziam que tudo aquilo não passava de loucura.

Em 2011, descobri o Coaching e desde então passei a mergulhar nesse conteúdo de transformação de vidas tanto pessoal como profissional, passando a transformar a vida de milhares de pessoas dentro e fora do Brasil.

Fiz cursos de formação em Coaching em três instituições no Brasil (Sociedade Brasileira de Coaching, Federação Brasileira de Coaching Integral e Sistêmico e Academia Internacional de Coaching), mergulhei em estudos de inteligência emocional, tendo sido aluno do Paulo Vieira, um dos coaches mais renomados do país.

Buscando mais conhecimento e sabedoria de vida, fui por três vezes treinar com o maior guru da atualidade, o Americano Anthony Robbins, treinador da Oprah, Bill Clinton e princesa Diana, participando dos cursos UPW Unleshed power within (Desperte o poder interior e DWD – Date with the destiny - Encontro com o destino) e o Business mastery.

Tornei-me Master Coaching pela Federação Brasileira de Coaching Integral e Sistêmico e pela Academia Brasileira de Coaching e Desenvolvimento) e desenvolvi uma técnica revolucionária de coaching associada à medicina, denominada DS Coaching, em que oferecíamos vários cursos que mudaram vidas das pessoas em intervalo de tempo muito rápido, chegando a ter grandes resultados com vidas até mesmo em 1 hora e meia.

Tomei a decisão de ajudar ao maior número de pessoas no mundo com conteúdos médicos e de qualidade de vida como um todo e criamos nosso canal no Youtube chamado Dr Dayan Siebra, o qual já é o maior canal médico do Youtube Brasileiro com mais de 2 milhões de inscritos e com vídeos que chegam a mais de 5 milhões de visualizações.

Postamos vídeos diários e algumas vezes mais de um por dia, um trabalho duro, mas gratificante, pois sabemos que estamos ajudando de forma democrática todos os tipos e classes de pessoas

Hoje moro em Sobral – CE, por opção, tenho três filhos lindos e saudáveis e uma bela e cúmplice esposa, além de uma empresa de saúde e qualidade de vida, que ajuda a milhares de pessoas pelo mundo inteiro, que leva o meu nome, Instituto Dayan Siebra.

Realizamos palestras com temas voltados para melhoria da qualidade de vida usando menos medicamentos e muitas vezes, fazendo as pessoas deixarem de usar medicações que provavelmente seriam usadas de forma indeterminada, como remédios psiquiátricos, anti-hipertensivos, corticoides e outros, para fazermos o organismo dos pacientes produzirem sua própria cura.

A Medicina Ortomolecular nos dá aquilo que nossa pobre alimentação às vezes não nos dá e ainda mais, podemos oferecer aos nossos clientes produtos como hormônios que eles não mais produzem devido ao envelhecimento natural.

Não estamos aqui buscando a fonte da juventude nem retardarmos uma coisa que Deus nos programou para tal, apenas estamos propondo um novo estilo de vida que possa nos dar uma melhor qualidade de vida, além de prolongarmos um pouco mais a nossa permanência nessa lugar tão maravilhoso chamado planeta Terra.

Com muita gratidão, **Dayan Siebra.**

APRESENTAÇÃO

Esse livro é produto de um sonho de um ser humano visionário e realizador, que nunca seguiu padrões predeterminados e sempre confiou na sua intuição.

Dayan Siebra, esse menino de coração grande, nascido ao sopé da Chapada do Araripe, determinado e predestinado, já tinha um propósito desde sua tenra infância: "fazer o bem sem saber a quem", e, quando tornou-se adulto, essa missão ganhou proporção grandiosa, podendo hoje ajudar milhares de pessoas, não só no Brasil, mas por todo o mundo.

Acredito que seu dom da escrita e oratória tenha sido herdado de seu avô, José Siebra, poeta regional, por quem Dayan tinha uma afinidade quase visceral, e do seu pai, Hermógenes Teixeira de Holanda, exímio professor de Português. Sua mãe, Goretti Siebra, foi também muito importante na sua formação, estimulando-o desde criança a acreditar nos seus sonhos, que nunca foram pequenos.

Possuidor de uma habilidade nata na comunicação, Dayan tornou-se um ícone na medicina digital, transformando o linguajar técnico e rebuscado numa forma simples e acessível a todas as pessoas que buscam uma melhoria na qualidade de vida, através da mudança de hábitos alimentares.

Apesar do trabalho contínuo, ele não o considera árduo, uma vez que sua profissão hoje é um lazer, fazendo o que ama, sendo sua maior recompensa o crescimento das pessoas de forma holística. Porém, não foi fácil chegar onde ele está hoje; Dayan enfrentou muitas críticas, inclusive da própria família, colegas de trabalho e amigos por deixar de exercer a medicina da forma tradicional, já sendo um médico renomado, com uma excelente clientela.

Sua marca maior é a congruência; ele vive realmente o que fala em relação aos hábitos alimentares e conseguiu fazer também com que sua família nuclear comprasse sua ideia.

Atualmente ele dedica a maior parte do seu tempo ao estudo, gravando conteúdos de qualidade, e dessa forma, ele consegue entrar na casa e no coração de muita gente que não tem condições financeiras para ter um bom médico que dê orientações adequadas para conseguir praticar um estilo de vida saudável.

Pai extremoso, filho dedicado e esposo presente, Dayan está sempre disposto a ajudar o próximo, principalmente quando o assunto é saúde e qualidade de vida.

Tenho certeza que esta obra irá impactar milhares de pessoas, estimulando-as a mudar sua mente em prol de um novo estilo de vida.

Dra. Andréa Gifoni - Esposa

INTRODUÇÃO

Todas as pessoas possuem desejos internos gigantescos, que se não forem ativados podem permanecer adormecidos por toda a existência. Neste livro, mostro como podemos dar mais atenção ao nosso corpo, às nossas intimidades e isso nos tornará capazes de assumir o controle da nossa qualidade de vida. Também irei aprofundar esta fascinante rota de manutenção do equilíbrio corporal e da libido, desvendando nosso sistema celular básico, um mundo invisível que dirige nossos resultados em relação à nossa saúde, ações e sentimentos, tanto bons quanto maus, a cada momento de nossa vida.

Estudei medicina por seis anos, mais quatro anos de residência médica e um ano e meio de pós-graduação em Medicina Ortomolecular. Tenho 20 anos de formado e vi muitos pacientes em toda essa caminhada atravessarem tanto os limites do prazer como da dor. E posso garantir para você uma coisa, nada é mais determinante na vida do que passar por momentos de dor. A dor pode ser nossa cruz ou pode ser nossa maior aliada. Aqui poderemos detalhar esta fascinante rota de manutenção do equilíbrio corporal e da libido, desvendando nosso sistema celular básico, um mundo invisível que dirige nossos resultados em relação à nossa saúde, ações e sentimentos, tanto bons quanto maus, a cada momento de nossa vida.

Mostrarei a chave do controle hormonal desse mundo biológico, sem essa chave você estará impedido de envelhecer com qualidade de vida, ficando cada vez mais uma pessoa velha e sem saúde. Envelhecer com saúde não é nenhum problema, mas tudo ao contrário disso é disfuncional. Tudo isso você irá entender através de estratégias simples que muitas vezes já as tenho apresentado em meus vídeos diários no Youtube. Também irei lhe mostrar que podemos quebrar os padrões emocionais e comportamentais limitadores de saúde e felicidade, usando alguns passos simples e eficazes para o condicionamento hormonal, nutricional e finalmente, biológico, gerando mudanças verdadeiramente duradouras em sua vida.

Neste livro, irei te mostrar que existe vida após a queda de um hormônio chamado testosterona e que não somos obrigados a envelhecer sem desejo sexual, sem libido, pois a libido é fundamental para que possamos nos conectar a quem nós amamos, satisfazendo assim uma das principais necessidades básicas da humanidade, que por sinal não é o sexo por si, mas a conexão e a intimidade.

Mas para termos conexão e intimidade sexual, precisamos de libido, sendo ela o convite de entrada para uma vida apaixonante.

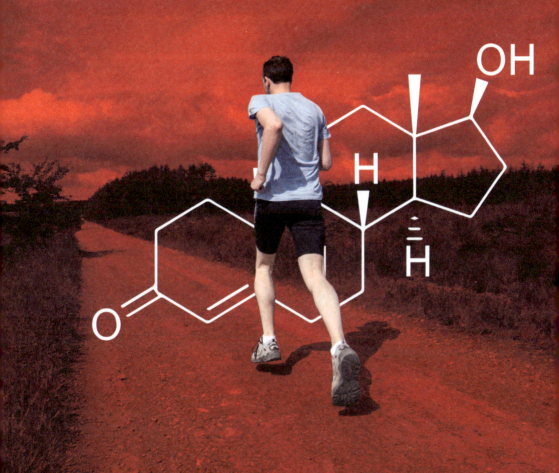

> A testosterona, apesar de ser popularmente conhecida como o "hormônio masculino", é encontrada tanto em homens como em mulheres, ainda que a quantidade de testosterona no corpo das mulheres seja em média, vinte vezes menor.

TESTOSTERONA

A testosterona é um hormônio produzido naturalmente pelo nosso organismo e é o principal hormônio ligado ao ganho de massa muscular e à diminuição da gordura corporal. Ela estimula o metabolismo, fazendo com que o corpo use a gordura acumulada como fonte de energia. A deficiência desse hormônio está associada à perda de massa muscular, perda de força, acúmulo de gordura corporal, sintomas de cansaço, indisposição e perda do desejo sexual.

A quantidade de testosterona no corpo é um fator limitante para o ganho de massa muscular porque não é possível ganhar mais músculos se os níveis de testosterona não estão equilibrados. A testosterona, apesar de ser popularmente conhecida como o "hormônio masculino", é encontrada tanto em homens como em mulheres, ainda que a quantidade de testosterona no corpo das mulheres seja em média, vinte vezes menor.

Tanto em homens quanto em mulheres, o comportamento sexual é muito dependente da testosterona. Mas, além disso, é muito comum encontrar em consultórios, palestras ou mesmo na rua ou academias, homens que têm diversos sintomas, foram a vários médicos e já tiveram vários diagnósticos, porém nunca ouviram falar que seus sintomas podem estar relacionados à deficiência de testosterona. Contudo, após as respostas a algumas perguntas, é possível um diagnóstico quase completo sobre essa deficiência.

ANOTAÇÕES

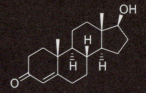

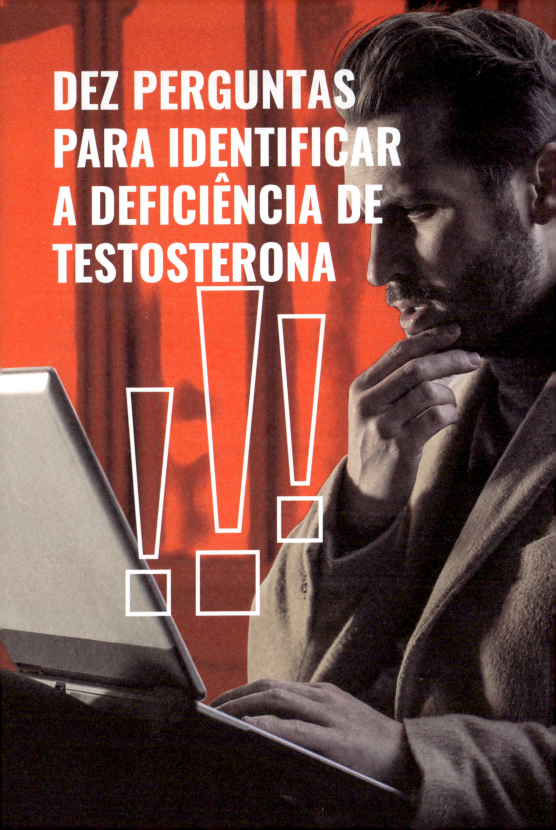

DEZ PERGUNTAS PARA IDENTIFICAR DEFICIÊNCIA DE TESTOSTERONA

Existem 10 perguntas que, se forem respondidas positivamente a pelo menos uma delas, podem indicar deficiência de testosterona. Claro que isso não se aplica para crianças, nem para pessoas muitos jovens, mas se alguém tem mais de 35 anos e responder sim à alguma dessas perguntas é preciso procurar um nutrólogo, um médico ortomolecular, um clínico geral, um urologista, um endocrinologista ou algum especialista que trabalhe com testosterona.

Pergunta 1: Sua libido diminuiu? Você perdeu ou diminuiu o desejo sexual? Está se sentindo mais fraco(a)? É muito importante verificar isso com seu médico.

Pergunta 2: Você está com falta de energia? Sentindo-se cansado(a), fisicamente esgotado(a), com menos energia no corpo?

Pergunta 3: Você está sentindo que não tem mais força sequer para arrastar uma mesa ou levantar um pequeno jarro? Tem-se sentido mais fraco(a)?

Pergunta 4: Você tem diminuído de altura? Você antes tinha 1,80m e agora está com 1,78m, 1,77m? Você está menor? Fique atento a isso, pois a falta de testosterona pode gerar osteoporose, inclusive no homem.

Pergunta 5: Você está com menos alegria de viver? A vida não parece mais ter o mesmo brilho? Você tem se sentido triste ultimamente, está com menos alegria?

Pergunta 6: Você fica triste ou rabugento(a) com frequência? Rabugento é quando alguém não consegue encontrar razões para sair de casa, se divertir. Se você está rabugento, tome cuidado porque a sua testosterona pode estar baixa.

Pergunta 7: As tuas ereções (nos homens) estão menos vigorosas? Ou seja, o teu "membro" está levantando, mas está pouco firme?

Pergunta 8: Sua capacidade de fazer exercícios físicos diminuiu? Você não consegue mais se exercitar, está meio cansado, não tem disposição para fazer exercício físico ou quando faz, faz pouco tempo e já se cansa?

Pergunta 9: Você sente sono após o jantar? Homens que dormem no sofá depois do jantar, dificilmente não estão com problema de testosterona. Pode ter certeza de que se esse homem estiver perto dos 40, 50 anos, ele está com testosterona baixa.

Pergunta 10: Você tem piorado o seu desempenho profissional? Você tem notado que não está mais ganhando promoção, que não tem mais sido elogiado no trabalho? Que seu dinheiro entrou num platô e você não ganha mais do que nos últimos meses? Não está comprando terreno, não está investindo? Você tem percebido isso?

Se você respondeu um sim a uma dessas 10 perguntas e tem mais de 35 anos, procure um médico imediatamente, pois você pode estar com testosterona baixa. Agora, se você tem mais de 50 anos, é preciso dar uma atenção redobrada a isso.

ANOTAÇÕES

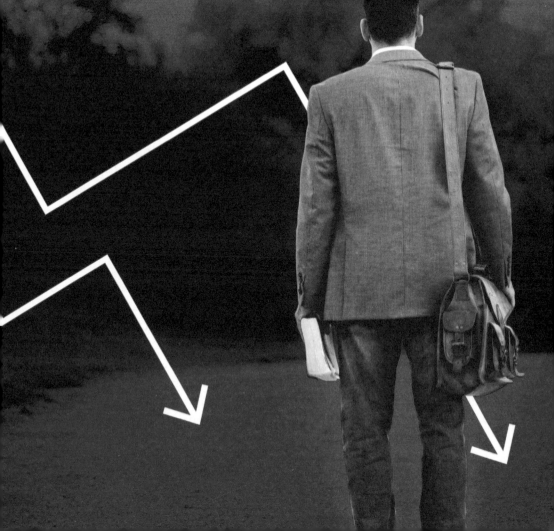

QUEDA DE TESTOSTERONA EM HOMENS COM MAIS DE 50 ANOS

QUEDA DE TESTOSTERONA EM HOMENS COM MAIS DE 50 ANOS

Existe um problema muito sério nos homens, principalmente nos que passam dos 50 anos, que é a queda da testosterona. A testosterona é o hormônio da força, da vitalidade, é o hormônio da sexualidade. Mas não é só isso, testosterona também é um hormônio cardíaco, que faz o coração funcionar melhor. É o hormônio da força física, é o hormônio da guerra, é o hormônio que deixa o homem mais combatível. O homem com testosterona baixa começa a ter complicações.

Então, se o homem está com mais de 50 anos e começou a perder o cabelo, a engordar, o peito começou a cair, dando uma coisa chamada ginecomastia, que é quando o tecido mamário masculino incha devido à redução dos hormônios masculinos (testosterona) ou ao aumento dos hormônios femininos (estrogênio), isso pode ser queda de testosterona. Lembrando que ginecomastia também pode ter várias causas, desde puberdade, envelhecimento natural, medicamentos e outras condições de saúde que afetam os hormônios.

Outro sinal de que a testosterona pode estar baixa é quando o homem começa a ficar com a barriga grande, a ficar rabugento, não querendo mais sair de casa, com fobia social e o pênis começa a diminuir. A barriga, às vezes, cresce tanto que o indivíduo não consegue mais ver o pênis. Essa pessoa precisa analisar como está o nível de testosterona. Existem casos tão sérios de testosterona baixa, que os homens começam a fazer xixi sentado no banheiro. Se você é homem, já tem mais de 50 anos e o jato da tua urina começou a ficar fininho, você pode estar com problemas na próstata. É possível detectar se uma pessoa está com problema de próstata só em ouvir urinar. O jato de urina de uma pessoa que tem problema de próstata é fininho.

Então, é muito complicado para um homem depois dos 50 anos se entender e a mulher precisa estar atenta a isso, e entender que passa um turbilhão de coisas na cabeça de um homem, porque ele começa a ficar impotente, ele começa a não ter mais força física, a perder a massa muscular, começa também a ter problema de próstata, a chamada hiperplasia benigna e todos esses fatores.

Agora, o nosso organismo é tão perfeito, que quando a testosterona masculina começa a cair, ele estimula uma enzima chamada 5 Alfa redutase, e essa 5 Alfa redutase vai formar dihidrotestosterona. A dihidrotestosterona popularmente conhecida com DHT, provém da transformação da testosterona no homem e da androstenediona na mulher. É um andrógeno que é formado principalmente nos testículos, na próstata, nas glândulas adrenais e nos folículos capilares. Essa DHT é cinco vezes mais potente do que a testosterona. O problema da DHT é que ela também traz três consequências.

Primeiro, ela aumenta a próstata, causando a chamada hiperplasia benigna da próstata, apesar de esse tipo de aumento da próstata não ser considerado precursor do câncer de próstata, esse problema pode causar um fluxo urinário fraco ou intermitente. Em alguns casos, resulta em infecção, pedras na bexiga e função renal reduzida. O segundo problema é que ela faz o cabelo cair. Terceiro, ela causa aquela barriga que é conhecida como barriga de chope, ou seja, o homem fica careca, fazendo xixi com dificuldade e gordo.

Então, você deve estar se perguntando, o que fazer? Se você tem um marido ou se você se viu nessas condições, é preciso ir ao médico. Pode ser um urologista, um nutrólogo, um ortomolecular, mas é muito importante dosar a testosterona, principalmente a testosterona livre na saliva. E depois disso, se for necessário, e provavelmente vai ser, se alguém tiver esse quadro, é preciso começar a fazer uso da testosterona aplicável na pele chamada isomolecular, pois ela é indicada para aumentar os níveis de testosterona nos homens.

Para usar, deve-se aplicar uma pequena quantidade na pele íntegra e seca dos braços, ombros, atrás do joelho ou região abdominal para que a pele possa absorver o produto na dose necessária para não precisar sofrer com todos esses sintomas. Até porque é na idade mais avançada que os problemas de saúde, principalmente os causados pela diminuição da testosterona, começam a surgir no corpo do homem.

ANOTAÇÕES

50+

DOENÇAS COMUNS EM HOMENS COM MAIS DE 50 ANOS

DOENÇAS COMUNS EM HOMENS COM MAIS DE 50 ANOS

Existem quatro doenças no homem que estão muito relacionadas à idade e, normalmente, quando uma dessas doenças aparece ela não vem sozinha. Quando o homem adoece de uma dessas quatro, geralmente as outras aparecem logo em seguida.

A primeira delas é a doença cardiovascular, ou seja, o infarto, o AVC, a trombose. É a primeira delas. A segunda é a disfunção erétil, a impotência. A terceira é a depressão, é a tristeza. A quarta é a hiperplasia benigna da próstata, ou seja, doença benigna da próstata. Então se você conhece alguém, ou se está passando por uma dessas quatro doenças, e você é homem com mais de 50 anos, saiba que você precisa de muito cuidado. Porque se alguém tem uma dessas, precisa se cuidar, porque senão as outras vão aparecer. Elas não andam sozinhas, elas só andam em bando. Então quando você encontrar um familiar com uma dessas quatro doenças, saiba que é muito provável que as outras venham depois.

Mas a notícia boa mesmo é que a testosterona melhora tudo isso. A testosterona encolhe a próstata, ela dá mais alegria, ela melhora a força do coração e ela melhora a impotência. E se, por exemplo, alguém não sabe se está com a testosterona baixa ou não, preste atenção nos sinais: homem começando a ficar careca, com barriga grande, com hiperplasia da próstata, ou seja, a próstata está aumentada, esse homem, até que se prove o contrário, está com deficiência de testosterona.

Estudos mostraram que quanto mais testosterona nós tivermos, mais nós vamos viver. Pesquisadores norte-americanos esmiúçam os efeitos da reposição de testosterona e, nas avaliações iniciais, constatam que a terapia corrige a anemia e aumenta a densidade óssea dos homens. A principal novidade é a redução de risco cardiovascular dos pacientes. Pode-se pesquisar no Google Acadêmico, por exemplo, trabalhos que comparam a mortalidade com os níveis de testosterona. Vão ser encontrados, pelo menos, 50. A literatura é bem clara em relação a isso.

Existe um trabalho duplo-cego – para quem é cientista, pesquisador, analítico, que duvida de muitas coisas –, randomizado, publicado no Circulation (a cada 500 trabalhos enviados para o Circulation, apenas um é aprovado, devido ao nível dos critérios exigidos por ele), correlacionando testosterona com angina. O termo angina caracteriza "dor" e seu uso mais rotineiro na prática médica diz respeito a dor ou desconforto torácico. Esse trabalho foi feito com baixos níveis de testosterona - 5mg - e foi provado que essa quantidade de testosterona diariamente diminui a falta de circulação do coração causada pelo exercício físico, ou seja, aquela dor quando se faz exercícios físicos. Baixas doses de testosterona não causaram alterações nas gorduras sanguíneas, isso quer dizer nenhuma alteração nos níveis de colesterol, nem nos níveis de hemoglobina no sangue, (pigmento vermelho) e nem na coagulação. Ou seja, não aumenta nível de trombose, como muita gente pensa.

Outra prova desses dados foi publicada no American College of Cardiology, em 2009: foi feito um trabalho correlacionando insuficiência cardíaca congestiva e testosterona. Para quem não sabe, insuficiência cardíaca congestiva é quando o coração está crescido, não funciona direito e a pessoa fica inchada por conta disso. Foi mostrado que a testosterona melhora pessoas com insuficiência cardíaca congestiva. A testosterona melhora também a capacidade de a pessoa realizar exercícios, melhora o desempenho muscular e diminui a resistência à insulina em homens e em mulheres também. O que isso quer dizer? Quer dizer que o diabetes vai ser melhor controlado com a testosterona. Quantas pessoas você conhece que têm diabetes e são tratadas, também, com testosterona? Quase nenhuma não é mesmo? Muitas doenças podem ser tratadas, ou até evitadas, com o uso desse hormônio.

> **Estudos mostraram que quanto mais testosterona nós tivermos, mais nós vamos viver.**

4 COISAS QUE MELHORAM COM O USO DE TESTOSTERONA

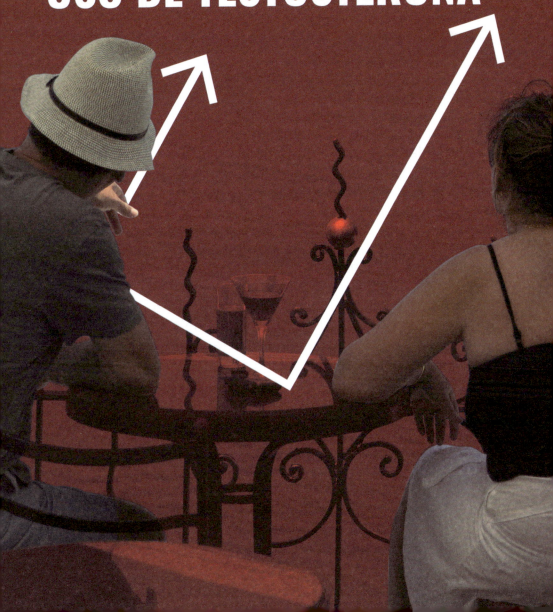

4 COISAS QUE MELHORAM COM O USO DE TESTOSTERONA

Existem quatro coisas que a testosterona melhora em todo homem. A primeira delas é a libido. Há muitos homens que não estão com impotência, mas a libido está baixa, ou seja, ele não se interessa mais por sexo. Então, se esse homem não for estimulado, passa meses sem ter relações sexuais e sem se incomodar com isso.

A segunda coisa que a testosterona melhora é a ereção, tanto a quantidade, quanto a qualidade da ereção. O "membro" fica mais duro. Há muitos homens que têm interesse sexual, tem a libido boa, sentem desejo, mas não conseguem ter ereção.

A terceira coisa que melhora muito no homem com a testosterona é a ejaculação. Quando há deficiência de testosterona, o homem começa a ter uma ejaculação pequena, ou às vezes nem ejacula mais, e quando vem, vem apenas gotinhas. E o pior: ele assiste vídeo sobre sexo, e tem aquele homem que ejacula muito, então esse homem pode até entrar em depressão, mas a comparação será inevitável.

A quarta coisa que começa a melhorar em um homem que usa testosterona é o tamanho do pênis. Muitos pacientes meus relataram melhora em relação a isso. Não é que a testosterona vai aumentar o pênis em 3 ou 4 centímetros, mas a deficiência de testosterona encolhe o pênis. Então, uma pessoa com deficiência de testosterona pode ter uma dessas quatro coisas isoladas, ou pode ter todas juntas.

E ainda existe um outro grande problema: as pessoas tomam medicações, como o sildenafil, ou citrato de sildenafila. Essa droga é vendida com os nomes de Viagra e Revatio. No caso do Viagra, tem a apresentação de um diamante na cor azul Niágara, como também outros que apareceram há bem pouco tempo, onde o homem bota o remédio na boca e pouco tempo depois começa a ter ereção, e isso realmente melhora a ereção, mas não melhora a libido, não melhora o orgasmo, não melhora a ejaculação. Tem paciente que até piora, porque o pênis fica duro, mas ele não sente desejo de fazer nada.

Esses medicamentos que melhoram a ereção, melhoram tudo ali embaixo, mas não melhoram o cérebro. A testosterona melhora o cérebro, o pênis, o coração, a musculatura, melhora tudo. Quando os níveis de testosterona caem em um homem, começa a piorar tudo. Todo mundo começa a mandar naquele homem. Ele começa a bater o carro, encosta na garagem, as pessoas começam a dizer que ele não tem mais condições de cuidar dos próprios negócios, e isso é a testosterona caindo, não é só a idade chegando. Então, se alguém está passando por isso, saiba que pode significar deficiência de testosterona.

Com o tempo, o homem começa a cumprimentar a própria imagem dele no espelho das lojas. "Ah, é Alzheimer". Nem sempre é Alzheimer. Já vi muito Alzheimer que quando começa a suplementar com testosterona, começa a melhorar o raciocínio. Quem você conhece que tem Alzheimer e um dia foi cogitada a possibilidade de suplementar com testosterona? Acredito que poucas pessoas.

Quando a pessoa começa a perder a testosterona, ela começa a perder a visão tridimensional, por isso começa a dirigir mal, começa a perder a noção espacial das coisas. Começa a ter dificuldade de subir escada, começa a perder o equilíbrio, perder a força. É claro que existe uma deficiência da circulação cerebral também, circulação no cerebelo, que é o órgão do equilíbrio.

O homem começa a ter osteopenia, osteoporose. A osteopenia consiste na perda precoce de densidade óssea que torna os ossos mais fracos, ela é a prima mais nova da osteoporose. Se não cuidar da osteopenia, ela vira osteoporose, que é uma doença silenciosa, caracterizada pela fraqueza dos ossos que, na maior parte das vezes, só é diagnosticada após a ocorrência de sintomas como fraturas. Ele começa a ter falta de ar, cansaço físico, começa a não conseguir atravessar uma rua sem ficar cansado. Quando ele começa a repor a testosterona, tudo melhora, inclusive, e principalmente, a rabugice. O homem volta a fazer conta de cabeça, começa a melhorar o raciocínio, ninguém "engana" mais o homem.

Para quem não sabe, testosterona é uma das prevenções do Alzheimer, não é só palavra cruzada. Palavra cruzada ajuda, estudar um idioma ajuda, fazer jiu jitsu ajuda, mas testosterona dá uma grande força, e temos várias opções no mercado, cremes, injeção, sublingual. Se você precisa de testosterona, procure um médico.

Se você se identificou, se identificou um pai, um irmão, um tio, um marido que está passado por isso, procure rápido um profissional. Pode ser um nutrólogo, um ortomolecular, um urologista, um endocrinologista ou um clínico geral. Essas coisas boas têm uma grande chance de sair do mercado, já que a indústria farmacêutica é prejudicada com isso, pois o homem fica muito saudável e para de usar vários remédios para pressão, para diabetes e, às vezes, até para Alzheimer.

As mulheres acima de 40 anos e homens com mais de 50 anos que começam a demonstrar queda de testosterona, melhoram muito com o uso ponderado, não indiscriminado, desse hormônio e passam a adoecer menos. Algumas pessoas me perguntam sobre a testosterona injetável. Ela é muito boa em casos especiais, por exemplo: você é um homem, vai fazer uma viagem para a Europa, passear com tua mulher, vocês têm mais de 50, 60 anos. Às vezes vale a pena tomar uma injeção daquelas para fazer uma excelente viagem, uma nova lua de mel.

O problema da testosterona injetável é que ela tem um pico e depois cai, então a testosterona diária, aplicada na pele, mantém os níveis mais fisiológicos, é como se você tivesse produzindo diariamente, não tem aquele pico para depois cair. E você pode, inclusive, dependendo da sua orientação, dos seus cuidados, do seu médico, aprender a aplicar a sua própria testosterona. Pode aplicar na perna, na coxa. Então, se você está ou conhece alguém que está com esses sintomas hoje, saiba que ela pode ser uma pessoa infartada amanhã, porque esses problemas geralmente andam juntos. A pessoa que começa a ter impotência hoje, no futuro, geralmente, por deficiência de testosterona e por problemas de circulação, começa a comprometer também o coração. Afinal de contas, os vasos são os mesmos para o corpo inteiro, então cuide bem de você. Vá ao médico, suplemente sua alimentação e torne-se amigo da testosterona, principalmente se você deseja perder quilinhos indesejáveis.

> **A testosterona melhora o cérebro, o pênis, o coração, a musculatura, melhora tudo.**

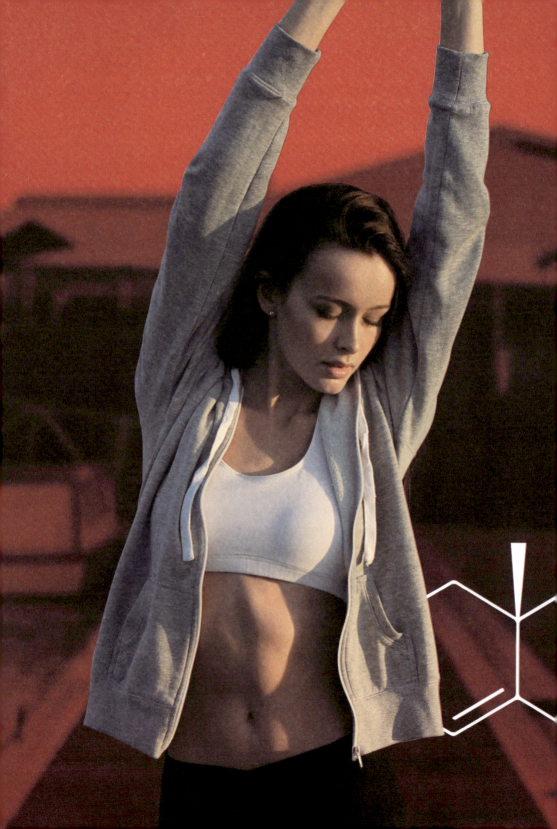

TESTOSTERONA E O EMAGRECIMENTO

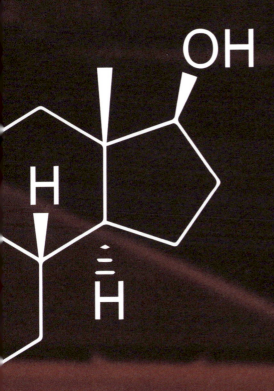

TESTOSTERONA E O EMAGRECIMENTO

Com um número cada vez maior de obesos, conhecer a relação entre obesidade e testosterona é fundamental para um diagnóstico eficaz. O mundo de hoje está obeso. Os indivíduos que estão acima do peso já são maioria no Brasil e em grande parte dos países ocidentais. A oferta abundante de comida industrializada e o desestímulo à prática de atividade física, proporcionado pelo avanço tecnológico, são os pilares mais importantes para o crescimento da obesidade. No entanto, existem outros fatores como a relação entre obesidade e testosterona.

Quando o assunto obesidade entra em pauta, dúvidas sobre a famigerada e perigosa gordura visceral vem à tona. A gordura visceral localiza-se dentro da cavidade abdominal, permeando ou mesmo se infiltrando nos nossos órgãos e é muito mais comum em homens, que apresentam contorno corporal bem típico: muita barriga e pouco quadril. Essa gordura se acumula em tecido não adiposo, mas está ligada ao excesso de peso e associada a doenças cardiovasculares e metabólicas. Porém, o papel desta gordura é muito mais abrangente, ela funciona como um órgão endócrino independente, produzindo inúmeros hormônios, com repercussões sobre o funcionamento do nosso corpo.

A gordura visceral está ligada a síntese de testosterona e a vitalidade, ou seja, indivíduos com maior quantidade de gordura visceral estão mais fadados a apresentar desequilíbrios hormonais e baixos índices de qualidade de vida. Pensando assim, boa parte dos obesos apresentam sintomas de deficiência de testosterona, como redução da força e da massa muscular, libido baixa, ginecomastia, diminuição de pelos e má qualidade do sono, independentemente da idade, em alguns casos. Uma das explicações mais plausíveis para descrever este mecanismo é o aumento da conversão de testosterona em estradiol, processo chamado de aromatização, que acontece de forma eficaz dentro dos adipócitos (células de gordura). (Simpson et al, 2004).

Tanto a gordura visceral, quanto a gordura subcutânea, estão associadas a alterações do perfil hormonal em homens e mulheres. Enquanto as mulheres obesas têm excesso de hormônio masculino, os homens obesos ficam recheados de estrógenos. A quantidade de gordura abdominal tem relação inversa com os níveis de testosterona. Ganhos de aproximadamente 5 kg de peso em gordura, reduzem os níveis de testosterona sanguíneos em aproximadamente 15 – 20% (Hammoud et al, 2009).

Outro grande estudo populacional também confirmou estes dados: 25% dos obesos produziam pouca testosterona, apresentando comprometimento do metabolismo energético e da oxidação de gorduras, piora da resistência insulínica, lipogênese e, por fim, mais ganho de peso. Na maioria dos obesos, os níveis de testosterona encontram-se próximo dos limites inferiores da normalidade, ou abaixo deste limite, caracterizando hipogonadismo em algumas situações.

A testosterona é um dos cinco principais hormônios envolvidos na queima de gordura corporal. Somada ao Hormônio do Crescimento (HGH), à Leptina, Tiroxina e Epinefrina, a testosterona – ou a baixa dela – influencia inclusive o surgimento da famosa "barriga de chope" nos homens, mesmo entre aqueles que não consomem bebidas alcoólicas. Ela ainda auxilia na construção e manutenção da massa muscular, e ajuda na queima de gordura de forma eficiente. O hormônio também favorece os ossos, a energia, o apetite sexual, a memória e o foco mental.

Em relação à parte física, os treinos mais rápidos e intensos, principalmente levantamento de peso, elevam os níveis de testosterona; enquanto os prolongados podem diminuir os níveis de testosterona. No quesito alimentação, dê preferência às proteínas magras, aos carboidratos complexos e às gorduras saudáveis. Um trio imbatível em favor do equilíbrio na quantidade do hormônio masculino no sangue e, por consequência, na redução do percentual de lipídios.

Se formos conversar com alguém que passa muito tempo na academia, ele muito provavelmente vai dizer que um dos modos mais rápidos de exterminar gordura é a testosterona. O problema é que, normalmente, as pessoas se referem às "bombas", os famosos esteroides anabolizantes sintéticos. Contudo, esse não é o foco do nosso trabalho e da nossa filosofia de vida, no qual o objetivo é falar da testosterona que já existe naturalmente, tanto no corpo masculino, quanto no feminino (neste em menor quantidade, é claro). Além disso, temos também a testosterona isomolecular (semelhante à natural) que podemos mandar manipular, caso seja necessário e apenas sob supervisão médica.

O fato é que estudos científicos comprovam a eficácia da testosterona na queima de gordura. Uma das pesquisas, realizada na Charles R. Drew Universidade de Medicina e Ciência, demonstrou que ao diminuir os níveis de testosterona há aumento no percentual de tecido gorduroso. Usando remédios, os cientistas reduziram propositalmente a testosterona de 600 ng/dL para 300 ng/dL, provocando elevação de 36% na massa gorda do grupo estudado. Considerando que uma variação na faixa de 300-600 seja, aparentemente, um índice "normal" dos níveis de testosterona, podemos afirmar que tal contexto afeta positivamente a perda das desagradáveis gordurinhas?

Pelo menos neste estudo, ao que tudo indica, uma faixa significativa de pessoas é influenciada pela testosterona no item perda de peso. Mas, na verdade, muita coisa ainda precisa ser esclarecida a respeito do mecanismo envolvendo o hormônio sexual masculino e seu poder de acelerar a queima de gordura. A ciência precisa desvendar alguns mistérios. No entanto, sabe-se até o momento que a testosterona inibe a formação de novas células de gordura e que o baixo nível da substância é um dos maiores responsáveis pela obesidade entre homens mais velhos.

Outras pesquisas feitas em animais e humanos, levando em consideração diversas variações de tempo, provaram também que a testosterona está realmente associada à queima de gordura e ao emagrecimento. Isto é, esse hormônio, quando em níveis baixos, acentua o acúmulo de gordura no corpo, enquanto sua quantidade ideal representa menos tecido adiposo. Quando o corpo apresenta altos níveis de testosterona, ele turbina a queima de gordura, além do fato do hormônio masculino contribuir bastante para a construção de massa magra. Ou seja, a testosterona é, portanto, altamente anabólica.

ANOTAÇÕES

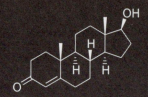

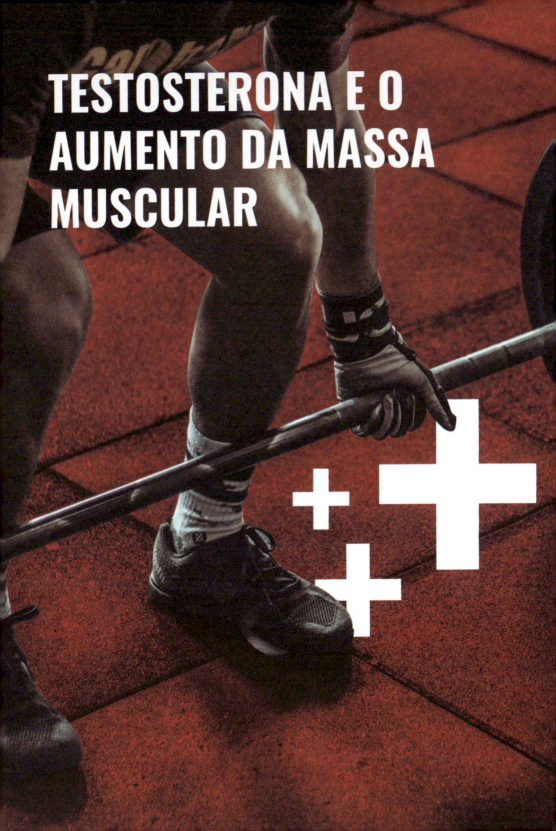

TESTOSTERONA E O AUMENTO DA MASSA MUSCULAR

TESTOSTERONA E O AUMENTO DA MASSA MUSCULAR

Ter um corpo forte e definido é, para muitos, a realização de um sonho da perfeição física. Para isso, é preciso um esforço diário e os resultados são influenciados por vários fatores, como alimentação rica em proteínas e aminoácidos, intensidade do treino, suplementação e descanso. A testosterona é também um dos aliados nesse momento, pois é um dos hormônios mais importantes para o ganho da massa magra, além de ajudar a diminuir triglicerídeos ("mal colesterol"), colaborar na redução da gordura corporal e estar ligado a diversas – e importantes – funções no organismo. Contudo, é preciso ter muito cuidado para não extrapolar os limites saudáveis, pois a testosterona em excesso oferece riscos à saúde.

A testosterona é fabricada pelos testículos, glândulas suprarrenais e pelos ovários. Basicamente possui duas funções: uma anabólica e outra androgênica. Na função anabólica, a testosterona atua especialmente no crescimento dos ossos e no desenvolvimento de quase todos os órgãos do nosso corpo. Já na atuação androgênica, é responsável pelas características sexuais masculinas. Isso inclui órgãos reprodutores, produção de espermatozoides, pelos, voz, barba, ereção, desejo etc.

A testosterona ainda influencia o aumento do tecido muscular e a distribuição da gordura corporal e uma prova disso é a visível diferença entre as silhuetas femininas e masculinas. Ela pode estimular o aumento da força física e reduzir o índice de gordura no corpo. Além disso, está relacionada a várias utilidades no organismo, como a prevenção de osteoporose, aumento da libido, melhora de funções mentais, manutenção do bom humor e sensação de bem-estar.

Esse hormônio é responsável por aumentar a síntese de proteínas e a captação de aminoácidos nos músculos, colaborando para a hipertrofia muscular. Assim, o corpo passa a consumir mais energia e, como consequência, queima muito mais calorias. Além disso, ele é capaz de aumentar a capacidade dos órgãos para transportar uma maior quantidade de oxigênio para os músculos, o que favorece bastante a performance física.

A testosterona ajuda ainda a reduzir a ação do cortisol, um hormônio que contribui para o acúmulo de gordura no organismo. Esses dois hormônios são chamados antagônicos, pois quando um está em alta o outro está em baixa, e vice-versa. O cortisol é um hormônio catabólico (destrói a célula), enquanto a testosterona tem papel anabólico (de crescimento celular). Além disso, ele desacelera a produção de proteína, aumentando a lipogênese (produção de gordura).

No homem, são produzidos cerca de 10 mg/dia de testosterona, enquanto na mulher não passa de 0,25 a 1mg/dia. A eliminação desse hormônio é feita através das fezes e urina. No fígado, a testosterona passa por reações químicas para, no final, formar os metabólitos, espécies de produtos desse processo e que são encontrados em grandes concentrações na bile e intestinos. Contudo, após os 50 anos de idade do homem e 40 da mulher, a produção de testosterona vai caindo, sendo essa queda mais acentuada em pessoas portadoras de certas doenças como a Doença Pulmonar Obstrutiva Crônica (DPOC).

Considerando-se um homem saudável, os níveis de testosterona geralmente ficam entre 300 e 900 ng/dl (nanograma por decilitro). A produção do hormônio pelos homens atinge seu ápice entre 20 e 24 anos, e a partir dos 30 ela começa a declinar. A carência desse hormônio no organismo pode oferecer alguns riscos. Entre os sintomas de falta de testosterona estão a fadiga, diminuição do apetite sexual, anemia, diminuição da massa muscular, dores nas articulações e dificuldade de ereção.

Há ainda relatos de problemas de memória e pensamento confuso, além de fatores psicológicos como ansiedade, depressão, dificuldade de concentração e irritabilidade, que também são sintomas da chamada deficiência androgênica. Caso alguém apresente algum dos sintomas citados frequentemente, precisa procurar um médico para que ele possa avaliar o nível do hormônio no organismo, dar um diagnóstico detalhado e receitar uma dieta adequada.

Se alguém tem o desejo de aumentar a produção de testosterona e aproveitar ainda mais os benefícios dela, como o aumento da massa muscular e definição corporal, precisa estar atento à algumas regras e fazer disso um hábito cotidiano em sua vida:

Faça exercícios que deixem seus músculos sob grande pressão, como levantamento de supino, agachamentos, flexões na barra fixa, remo, barras paralelas e mergulhos. Eles forçam o corpo a aumentar a síntese de testosterona.

Quanto maior for o esforço, maior será a produção desse hormônio. Por isso, treine sempre com 100% de esforço e intensidade se quiser ver sua musculatura crescer para valer.

Outra forma natural de elevar os níveis de testosterona, é consumir mais ácidos graxos essenciais, encontrados em abacate, amendoim, peixes e óleos saudáveis como azeite de oliva.

Invista no consumo de vegetais crucíferos: brócolis, couve-flor, repolho e nabo, pois eles ajudam a reduzir consideravelmente os níveis de estrogênio, aumentando assim a testosterona.

Para ganhar músculos significativos, reveja seus conceitos sobre treinar pernas e aplique no treino delas a mesma intensidade dos exercícios de peito, costas e braços. É que o treino nos membros inferiores induz ao aumento da testosterona, colaborando, por tabela, com o estímulo dos demais grupos musculares.

Durma bem todas as noites. Sono inadequado influencia a produção de cortisol e, consequentemente, o aumento do estresse, que diminui os níveis de testosterona.

Reduza o consumo de bebidas alcoólicas, que afetam negativamente a quantidade do hormônio no corpo.

Faça mais sexo. O aumento da atividade sexual eleva a produção de ocitocina, que, por sua vez, aumenta a produção de endorfina e tem como consequência ainda o aumento da testosterona.

Alguns alimentos estão diretamente relacionados à produção, e também diminuição, dos níveis de testosterona. A ingestão diária de gorduras "boas" é indicada devido ao fato da testosterona ser um derivado do colesterol e algumas fontes desse nutriente são o azeite extra-virgem, peixes e castanhas. Já as gorduras trans e saturadas devem ser evitadas ao máximo. Abaixo estão listadas coisas que não podem faltar no prato de quem deseja elevar a produção do hormônio:

Zinco: Sua carência dificulta a liberação da testosterona. Facilmente encontrado em nozes, castanhas e carnes (principalmente fígado).

Ovos: Assim como as carnes magras, os ovos são indispensáveis na dieta de quem quer "crescer". Ricos em bom colesterol, favorecem uma maior produção de testosterona.

Vitaminas C: Importante aliado no controle do cortisol.

Encontrado em frutas cítricas, como morango, laranja, limão, acerola.

Alguns hábitos e alimentos a serem evitados:

Evite ao máximo o consumo de alimentos processados, sejam proteínas como presuntos e salsichas ou biscoitos, salgadinhos e afins. Eles reduzem os níveis de testosterona, uma vez que fazem com que a pessoa engorde e tenha problemas com má alimentação.

O consumo de álcool também é prejudicial e causa um efeito negativo nos níveis de testosterona. Portanto, deve-se diminuir o consumo de bebidas alcoólicas.

O estresse diário provoca a liberação do cortisol, que, já sabemos, é um hormônio que causa efeitos opostos aos da testosterona. Procure se divertir, relaxar e não focar apenas nos problemas.

O sedentarismo também aparece na contramão da produção de testosterona. Ter um comportamento ativo ao longo do dia pode ser um importante aliado e fazer toda a diferença. Experimente fazer caminhadas, dar uma pausa no trabalho e se movimentar.

Os benefícios trazidos pela testosterona ao nosso organismo são inegáveis, principalmente quando falamos em hipertrofia e na busca incessante pelo corpo perfeito, muitos atletas procuram intensificar seus ganhos a partir do uso de uma forma sintética da testosterona. Porém, poucos sabem que essa prática pode ser extremamente perigosa e prejudicial.

O aumento excessivo no índice deste hormônio pode causar muitos efeitos colaterais, além de aumentar a probabilidade de uma série de doenças. O desequilíbrio hormonal pode resultar, ainda, na disfunção do sistema endócrino, que provoca a atrofia de glândulas, principalmente dos testículos. Por fim, quando você ingere testosterona artificialmente o corpo não vê mais necessidade de produzi-la. Isso comprometerá a produção do hormônio no futuro (quando o atleta parar de ingerir).

Alguns efeitos colaterais são comuns em pessoas que produzem, ou consomem, grandes quantidades de testosterona, que podem variar de alterações físicas até problemas graves de saúde. Os tremores são um dos efeitos colaterais mais comuns diagnosticados em quem faz uso de testosterona artificial. Esse problema varia em intensidade, podendo ser muito incômodo.

O aparecimento da acne está diretamente ligado aos altos níveis do hormônio. É possível notar essa relação na puberdade masculina ou quando alguns iniciantes na musculação apresentam o chamado "surto de acne". As pessoas que fazem uso da testosterona para ganhar massa muscular apresentam, também, um aumento na retenção de líquidos. Esse problema está associado à pressão alta e ao inchaço, que é indesejável esteticamente.

Devido às altas doses do hormônio, o desenvolvimento muscular passa a ser irregular. As articulações então começam a sofrer com o excesso de peso que os músculos suportam. Isso gera dores frequentes, podendo resultar em lesões graves. O crescimento irregular das fibras do coração, provocado pelo excesso de testosterona, provoca arritmia cardíaca. A influência do hormônio na pressão arterial e no coração aumentam significativamente o risco de doenças cardiovasculares.

Dores de cabeça também aparecem como outro efeito colateral do uso de testosterona. Assim como distúrbios do sono, como apneia e insônia, e alterações no humor. Por fim, o risco de tumores no fígado está cientificamente associado à suplementação baseada na testosterona sintética em excesso. Uma doença séria, perigosa e que pode ser irreversível.

Há também efeitos colaterais específicos para pessoas de sexos diferentes, que consomem exageradas quantidades de testosterona sintética. Nos homens, as consequências do uso do hormônio na forma sintética são mais severas. Como ele é fundamental para regular funções do corpo masculino, grandes alterações nos seus níveis podem provocar um forte desequilíbrio no organismo.

Os testículos (responsáveis por produzi-la), por exemplo, começam a trabalhar menos, devido à ingestão de altos níveis do hormônio. Em longo prazo, isso pode resultar na atrofia e consequente deterioração desse órgão. O medo que existe na cabeça da maioria dos homens, da impotência sexual, também pode ser uma consequência do uso exagerado de testosterona.

A disfunção erétil também está diretamente ligada a essa prática. Além disso, ela diminui a produção de espermatozoides, tornando o homem cada vez menos fértil. Por fim, existem efeitos estéticos associados ao uso do hormônio masculino: calvície, inchaço e o tão indesejado desenvolvimento de mamas.

Já no corpo feminino os efeitos são menos severos, porém aparecem mais facilmente, uma vez que normalmente o corpo da mulher tem baixos índices do hormônio. As primeiras e mais conhecidas consequências do excesso de testosterona no corpo da mulher estão relacionadas ao surgimento de características corporais do sexo oposto, como alteração na voz e crescimento de pelos.

Enquanto os homens observam o desenvolvimento das mamas, nas mulheres o excesso do hormônio provoca a atrofia das glândulas. É possível, ainda, que haja um aumento exagerado do clitóris. O sistema endócrino feminino é muito atacado. O ciclo menstrual, que é todo regulado por hormônios, passa a ser completamente desregrado, colocando em risco as funções reprodutoras e sexuais da mulher.

Já falamos sobre diversos efeitos da ingestão de altas cargas de testosterona. Alguns gerais, outros específicos para homens ou mulheres. Mas existe uma fase da vida em que essa prática pode ser ainda mais perigosa: a adolescência. Tendo em vista que nesse período os hormônios têm um papel fundamental no desenvolvimento do corpo, o desequilíbrio causado pelo excesso deles pode provocar sequelas irreversíveis.

O organismo do adolescente pode ser afetado de duas maneiras principais. A primeira delas é quando ocorre a maturação esquelética precoce, quando há uma interrupção no crescimento intenso que se dá nessa fase, resultando em baixa estatura. Além disso, pode-se observar um processo de aceleração extrema da puberdade. Nesse caso, além de muito rápida, ela acontece de forma irregular, podendo ocasionar um crescimento disforme, o que é extremamente perigoso.

A testosterona pode ser estimulada de forma natural e pode ser um grande aliado na rotina de quem busca um corpo definido. Porém, isso deve ocorrer da forma mais natural possível, sempre observando os limites ideais e, se possível, com acompanhamento e supervisão profissional. Além disso, a manutenção de alguns hábitos também é essencial nessa busca: disciplina nos treinamentos, boa alimentação e descanso.

ANOTAÇÕES

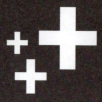

TESTOSTERONA CAUSA CÂNCER DE PRÓSTATA?

TESTOSTERONA CAUSA CÂNCER DE PRÓSTATA?

Em 1966, o Dr. Charles Huggins, um estudioso da Califórnia, que pesquisou especificamente sobre próstata, ganhou o Prémio Nobel da Medicina na época, porque provou que a testosterona tinha relação direta, ou seja, aumentava o câncer de próstata. O mais incrível de tudo é que ele estava errado.

O grande problema desse cientista e pesquisador é que ele estudava a relação da testosterona e da próstata em cães, então seus modelos eram baseados em cachorro. Como ele fazia isso? Ele castrava cães com a próstata crescida, detectadas por ultrassom. Após a castração, quando tirava os testículos desses cães, a próstata diminuía de tamanho. E sabe o que acontecia? Os níveis de testosterona também caíam. Então ele tinha razão em pensar isso. Se ele castrava o cão e o nível de testosterona caía e a próstata diminuía o tamanho, logo testosterona tem relação com próstata crescida, logo se determinou que câncer de próstata é causado por testosterona e esse tratamento foi levado para humanos.

O que era feito? Baixava-se a testosterona nos homens com câncer metastático, ou seja, aquele câncer de próstata que já estava disseminado e também dava estrogênio, ou castrava esses homens. Muitos homens foram castrados no Brasil e ainda hoje tem muita gente sendo castrada aqui e fora do país para tratamento de câncer de próstata.

Quando ele castrava os homens, diminuía a fosfatase ácida neles, quando você dava testosterona, aumentava a fosfatase ácida. E o que era fosfatase ácida? Fosfatase ácida era um exame que nós fazíamos nos pacientes para saber se eles estavam ou não com tumor de próstata. Esse exame não existe mais, não serve mais para isso hoje em dia, foi abolido. Então esse era o parâmetro usado na época, para detectar tumor de próstata.

Outro grande problema é que o doutor Charles Higgens trabalhou com três casos. Olha só: três casos foram responsáveis por todas as castrações de homens de lá até aqui, de 1966 até hoje. Três casos foram responsáveis por castrações de milhares de homens. Conclusão da época: câncer de próstata aumenta com a testosterona. Eu passei por isso na minha faculdade de medicina, a gente aprendia que se o homem tivesse câncer de próstata, não podia nem chegar perto de testosterona. Eu vi o meu avô com câncer de próstata morrer feminizado, com os seios maiores, crescidos, tomando hormônio para "virar mulher", na verdade, é isso que acontecia e hoje ainda acontece muito. Então, o Dr. Charles era um homem brilhante, mas espalhou um erro que não foi culpa dele, as coisas mudam, os paradigmas mudam e todo mundo erra.

Até que depois apareceu um médico chamado Dr. Morgan Tale, um pesquisador de Harvard que começou a dar testosterona para os pacientes com queixa de impotência, de deficiência de ejaculação, com queda da libido, e os pacientes começaram a melhorar. E o que é que o Dr. Morgan Tale fez? Ele fez biópsia de 33 pacientes, não eram mais 3, eram 33, e ele percebeu que os pacientes dele tinham 18% de câncer de próstata assintomático, ou seja, os pacientes dele que tinham carência de testosterona, porque tinham impotência, queda da libido, tinham problemas com toda a questão de testosterona. Os pacientes com testosterona baixa tinham 18% de câncer de próstata sem sintomas, ou seja, os pacientes do doutor Morgan

Tale tinham 9 vezes mais câncer de próstata do que os que usavam testosterona.

Então os pacientes com baixo nível de testosterona tinham mais câncer de próstata? Não seria o contrário? É verdade, seria o contrário e ele mudou essa história, mas a sociedade médica da época achou pouco, então ele fez em 70 casos a sua biópsia e os percentuais se mantiveram semelhantes. O que eu estou falando aqui foi uma revolução na medicina, e principalmente na urologia, e existem vários trabalhos falando isso no New England Journal of Medicine. Inclusive, tinha um coautor brasileiro, urologista de Porto Alegre, Dr. Ernani, um dos poucos defensores da testosterona em pacientes com câncer de próstata, tanto no Brasil, como fora. Ele e o doutor Morgan Tale fizeram uma revisão extensa de todos os trabalhos relacionados a próstata e testosterona e não encontraram nenhuma prova, nenhum trabalho sustentável que provasse que testosterona causa câncer de próstata.

Se observarmos, não há nenhum jovem, adolescente de 17, 18, 19 anos com câncer de próstata, só encontramos homens com 50, 60, 70, 80, porque o homem jovem tem muita testosterona, e quando vai envelhecendo, a testosterona vai acabando. Então, à medida que a testosterona vai caindo com a idade, vai aumentando a possibilidade do câncer de próstata, por isso a causa do câncer de próstata não é a testosterona e sim a falta da testosterona.

Não só isso, mas também níveis elevados no homem de estrona, estradiol, é o homem se tornando mais feminino, então o tratamento dos homens com testosterona não aumenta o risco de câncer de próstata, mesmo em pacientes com alto risco para câncer. Agora eu não estou falando do paciente com câncer disseminado de próstata, metastático e que já foi castrado, porque quando se castra o indivíduo, alteram-se os receptores de testosterona no corpo. E eu fico muito feliz, porque pelo menos um quarto dos urologistas pensam da mesma forma que eu penso também.

Se você é um homem ou se você é casada com homem que tem problema de próstata, procure um urologista. E outra coisa muito importante, eu estou falando da testosterona isomolecular, do creme de uso transdérmico, não estou falando de trabalhos feitos com testosterona injetável, o que é uma coisa boa, mas não iremos entrar nessa polêmica.

Nós precisamos entender que paradigmas, não só na medicina, na nossa vida, precisam ser mudados. Há um tempo a gente comia com banha de porco e hoje as pessoas trocaram por óleo de canola, por óleo vegetal e o mundo adoeceu mais. Nós precisamos entender que as gorduras não são tão ruins assim, que as gorduras são boas, o ruim é a gordura hidrogenada. Então a testosterona também é uma coisa boa. Por isso, procure um médico, cuide da sua saúde e suplemente sua alimentação com fitoterápicos.

ANOTAÇÕES

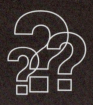

6 FITOTERÁPICOS ESSENCIAIS PARA A VIDA

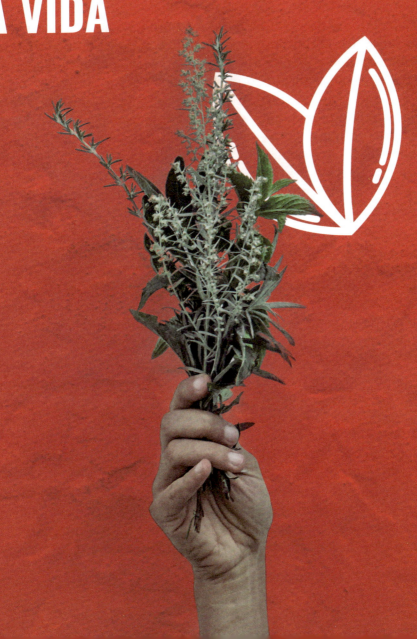

6 FITOTERÁPICOS ESSENCIAIS PARA A VIDA

Mais cedo ou mais tarde, todos os homens vão ter que usar um ou todos esses fitoterápicos descritos aqui. O primeiro deles é o ashwagandha. Segundo a medicina tradicional indiana, não faltam motivos para recorrer à ashwagandha. Atribui-se à erva a capacidade de resolver o estresse, a fadiga, a falta de energia e a dificuldade de concentração. Seu uso auxilia a aliviar todos estes sintomas e é um estimulante natural. No sânscrito indiano, ashwagandha significa "o respiro do cavalo", indicando seu potencial de vigor e força. Tradicionalmente, a erva é prescrita para fortalecimento do sistema imunológico após períodos de doenças.

A raiz e bagas da ashwagandha são utilizadas para fins medicinais e o consumo equilibrado é reconhecido como seguro. Ela se enquadra no grupo de plantas adaptógenas, tal como a rhodiola rósea, facilitando a adaptação a situações adversas, como mudanças bruscas de temperaturas e efeitos externos, principalmente como o estresse mental e adrenal. Seu nome vem da combinação das palavras ashwa, que significa cavalo, e gandha, que remete ao cheiro, isso porque a planta possui um aroma bem forte e característico.

Atualmente, mais de 200 estudos sobre a ashwagandha já foram realizados e reconhecidos pela comunidade médica no exterior e, por isso, a planta vem sendo largamente cultivada e revendida pelos mais diversos países ao redor do mundo. Em algumas regiões, ela é conhecida como "alimento luz" por ser utilizada para diversos propósitos. Na medicina asiática e indiana, por exemplo, ela é bastante utilizada e recebeu o nome de "Ginseng indiano". Na África ela também é amplamente difundida no tratamento de doenças e seus efeitos, segundo estudos, são bastante sentidos no aumento da capacidade de memorização.

Os efeitos positivos da ashwagandha são diversos: ela contribui com o efeito energético, pois diminui a produção em excesso do hormônio cortisol e há evidências para afirmar que seu uso pode reduzir os sintomas de ansiedade. Diversos estudos buscam confirmar que a planta pode reduzir os níveis de açúcar na corrente sanguínea, o que pode ser um benefício muito buscado por pessoas com diabetes. Afirma-se também que a planta pode melhorar a qualidade do esperma em homens inférteis.

Outra razão comum para o uso da ashwagandha, é que a planta também pode ser consumida para reduzir as fadigas resultantes de treinos e exercícios físicos de alta intensidade. Além disso, há evidências de melhorias, através da adição dela no plano alimentar, para os seguintes problemas de saúde: tumores, tratamento da tireoide e das glândulas adrenais, tuberculose, problemas de fígado, inflamações, ulcerações, estresse, queda do sistema imunológico, prevenção dos sinais de envelhecimento e fibromialgia. Além dessas, já foi comprovado que a ashwagandha eleva o humor e aumenta a energia para as atividades do dia a dia e diminui o TG – melhores resultados podem ser obtidos se houver, em conjunto, uma dieta com pouco carboidrato. A planta possui ainda, ação contra a degeneração cerebral, o que pode prevenir doenças como o Alzheimer, por exemplo, e redução da depressão sem os efeitos colaterais normalmente encontrados em antidepressivos.

Ela pode ser encontrada em forma de erva, pó ou comprimido e a dosagem indicada é de 600 a 1000 mg por dia. Se tomada pela manhã, ela proporciona um efeito energético durante o dia inteiro. Se a intenção for a de um efeito mais imediato, para lidar com crises de ansiedade ou insônia, por exemplo, pode-se colocar a erva em pó dentro de um copo de suco de maracujá. A dosagem indicada para esse tipo de consumo é de 3g.

Algumas pessoas preferem consumi-la na forma de chás, para saborear seu gosto amargo e sua força termogênica. A dosagem ideal, nesse caso, é de 1 a 6g da erva inteira. Também é possível misturar com outros ingredientes saudáveis para disfarçar o gosto forte, como canela, chá de hortelã e limão. Não é recomendado o seu consumo à noite, pois ela pode ter um efeito energético e atrapalhar o sono. Além disso, se tomada em excesso, a planta pode causar mal-estar, náusea, vômitos e diarreia.

Outro ponto a ser observado é a utilização da ashwagandha associada a outros medicamentos como Diazepam ou remédios para dormir, pois podem interferir nos seus efeitos de forma negativa. Dosagens excessivas da planta podem causar dores no estômago, vômitos e diarreia e não há conhecimento se a aplicação dela diretamente sobre a pele é segura. É dito que o consumo a curto prazo da ashwagandha é possivelmente seguro. A segurança do uso a longo prazo não é conhecida.

A planta pode turbinar o sistema imunológico, por isso não é aconselhável o consumo dela junto a medicamentos que diminuem a imunidade, como corticoides e imunossupressores, pois ela poderá reduzir os efeitos desses remédios. Gestantes e mulheres em fase de amamentação também não devem consumir a ashwagandha, pois há evidências que sugerem que ela pode causar abortos espontâneos e comprometer a composição do leite materno.

No caso de pessoas com diabetes, se ela consome medicamentos para manter os níveis de açúcar baixos, é fundamental que atente para um consumo controlado de ashwagandha, para que assim seja evitada a hipoglicemia. Além desse efeito, a planta pode diminuir também a pressão arterial e pessoas com pressão baixa devem evitar o consumo. Ela pode interferir também no efeito oferecido por medicamentos usados para a redução de pressão arterial.

Caso alguém possua irritações no sistema gastrointestinal e úlceras no estômago, evite o consumo da ashwagandha, pois ela pode contribuir negativamente. No caso de pessoas com doenças autoimunes; a planta pode aumentar os sintomas de doenças como a artrite reumatoide, lúpus e até esclerose múltipla. A planta pode além disso, desacelerar o funcionamento do sistema nervoso central, pois pode interferir na reação da anestesia e outros medicamentos utilizados durante procedimentos cirúrgicos. É recomendado que o consumo da planta seja interrompido cerca de duas semanas antes de uma cirurgia. Por fim, ela pode aumentar os níveis de hormônios da tireoide e é contraindicada para pessoas com hipertireoidismo.

A ashwagandha, em comprimidos de 500mg, geralmente custa entre 50 e 80 reais e sua versão em pó pode ser encontrada em lojas de produtos naturais. Há lojas de suplementos alimentares que estão disponibilizando as versões em comprimidos, mas não é facilmente encontrada. Algumas lojas com serviços online também disponibilizam a venda, mas é importante que você busque recomendações sobre esses estabelecimentos antes de efetuar qualquer compra.

Segundo fitoterápico: A rhodiola rosea, também conhecida como raiz de ouro, é uma erva medicinal usada para promover a vitalidade física e cognitiva. Acredita-se que ela ajuda a combater a fadiga e a exaustão em situações estressantes prolongadas. Evidências científicas mais recentes apontam que entre os seus benefícios estão a proteção contra a degeneração do sistema nervoso central e a promoção da longevidade.

A rhodiola rosea era usada pelos soldados russos nas guerras. Esses soldados ficavam loucos na guerra. Imagine o que deve ser dormir numa guerra, com tiros para lá e para cá, com amigos morrendo e não sendo enterrados, sendo usados como travesseiros. Esses homens não tinham ideia se acordariam vivos, e muitas vezes entravam em pânico, ficavam loucos, então a rhodiola rosea era usada pela Rússia, com seus soldados, e fazia com eles conseguissem permanecer na guerra sem pedirem baixa, sem entrarem para a reserva.

A rhodiola rosea é uma erva tradicional da China e bastante usada para promover energia, vitalidade e melhorar a cognição e o raciocínio. Os orientais sempre acreditaram que essa planta ajuda a aliviar a fadiga, a depressão e a dar motivação física e mental. Eles sempre a utilizaram em situações estressantes mais extremas e algumas evidências científicas recentes apontam que ela tem sido muito benéfica para proteger o nosso sistema nervoso central em relação aos processos degenerativos, principalmente Alzheimer, Parkinson, amnésia e problemas de memória.

E não só isso, ela tem ajudado na longevidade, ou seja, as pessoas têm vivido mais usando a rhodiola rosea. Pesquisas sobre seus efeitos contra o estresse, na Europa também, fizeram com que ela fosse popularizada na região e se tornasse um dos fitoterápicos mais vendidos lá. Atualmente ela vem ganhando cada vez mais evidência na América do Norte. Poucas pessoas sabem, mas ela é muito usada pelos atletas olímpicos da Ásia, principalmente os de alta performance, porque ela afasta a fadiga e tem conquistado cada vez mais o Ocidente com suas propriedades revigorantes.

Esse fitoterápico é ótimo também para queimar gordura. Além disso, uma pesquisa no jornal americano complementar de medicina alternativa mostrou o seguinte: a rhodiola rosea aumenta o desempenho mental, pois diminui o hormônio do estresse, o cortisol. Seu uso diário em doses seguras melhora a ansiedade, pode melhorar a depressão e o humor. Até o momento, já são identificados mais de 300 ensaios clínicos que atestam essa erva como antidepressivo, então quem busca um remédio natural para a depressão, essa é uma ótima opção. Outros efeitos constatados nesses ensaios clínicos são a melhora do sono e da atividade sexual.

Mas, afinal, o que é a rhodiola rosea? Ela é uma planta perene, de folhas suculentas e que nasce em regiões frias do mundo, por exemplo, no Ártico da Sibéria Oriental, nas montanhas rochosas da América do Norte, nas montanhas da Ásia Central e Europa. Há séculos essa raiz tem sido usada pela Europa Oriental e pela Ásia para melhorar a resistência física, a ansiedade, longevidade, resistência à doenças, principalmente àquelas causadas pela altitude. A rhodiola rosea é uma substância adaptógena, ou seja, ela faz o corpo se adaptar às condições mais diversas, então sempre que houver uma situação extremamente estressante, uma substância adaptógena é algo a ser considerado.

Dentre várias utilidades, a erva é usada também para problemas cardíacos, como a arritmia e para baixar colesterol, principalmente triglicerídeos e LDL oxidado. Algumas pessoas usam a erva na prevenção do câncer, e não só na prevenção, mas no tratamento coadjuvante do câncer, tuberculose e diabetes. Ela atua, ainda, na prevenção de gripe, resfriados, envelhecimento precoce, fadiga, danos ao fígado, recuperação pós-hepatite, esteatose hepática. São muitos os benefícios da rhodiola rosea, contudo, existem cinco que são os mais importantes:

ela é estimulante da memória e da aprendizagem. Pesquisas demonstram que a rhodiola rosea é capaz de melhorar a quantidade de informações armazenadas no cérebro e que ela aumenta o poder de concentração, pois ela melhora a atividade bioelétrica do cérebro. Em um estudo recente, 40 alunos foram separados e receberam 50 mg diárias do fitoterápico, enquanto o outro grupo recebia só placebo. Placebo é um medicamento que não tem efeito nenhum. Os indivíduos que tomaram a rhodiola rosea não demonstraram nenhuma fadiga mental ao estudar, apresentaram os melhores padrões de sono, maior estabilidade no humor e motivação para estudar. E os valores das médias, das notas de quem tomou a rhodiola rosea foram maiores.

Ela é um protetor cardíaco. A sua ação está na capacidade

de diminuir a produção dos hormônios das adrenais, como a adrenalina, que estimulam o coração a bater mais forte, causando estresse e o aumento da pressão. Então, ela também reduz a pressão. Como foi dito anteriormente, a rhodiola rosea reduz o LDL oxidado e os níveis de potássio no sangue, diminuindo assim os riscos de doenças cardíacas.

Ela é anticâncer e, inclusive, pode ser usada junto com outros compostos anticâncer da medicina convencional como, por exemplo, a ciclofosfamida.

O quarto benefício é para a imunidade. Tudo que reduz o estresse, melhora a imunidade. Então para quem deseja melhorar a imunidade e ter menos problema de resfriado, gripe, amidalite, fadiga e depressão, ela é uma importante aliada.

Também ajuda no emagrecimento, principalmente da região abdominal. Ela faz isso ativando a lipase, que é uma enzima que queima os depósitos de gordura, em especial daquela barriga na altura do estômago.

Sabendo de tudo isso, é importante saber as doses recomendadas de consumo. Na medicina convencional japonesa, eles recomendam de 3 a 6 gramas de pó diariamente. Agora é possível manipular a rhodiola rosea e obter sua versão líquida. Com o extrato líquido, devem ser consumidas de 5 a 10 gotas, de duas a três vezes por dia, de uma à meia hora antes das refeições, durante um período de 10 a 20 dias, ou enquanto durar o período estressante.

Terceiro fitoterápico: o tribulus terrestris é um fitoterápico proveniente de uma erva daninha encontrada em diversas partes do mundo, principalmente no Mediterrâneo. É utilizado para diversas finalidades, sendo o ganho de massa magra e o estimulo sexual as principais. Dentre suas substâncias ativas, destacam-se as saponinas, os alcaloides e os flavonoides. Apesar de não saberem qual destes seria o composto ativo pela sua ação, especula-se que as saponinas sejam as responsáveis.

Essa planta é capaz de regular a produção de testosterona, aumentando naturalmente a sua produção e liberação quando esse hormônio se encontra abaixo do esperado, funcionando dentro dos limites naturais do corpo. Um dos mecanismos de ação propostos é de que uma substância encontrada no tribulus, conhecida como protodioscina, aumenta os níveis de deidroepiandrosterona (DHEA), um hormônio esteroide, precursor da testosterona. O tribulus terrestris pode, ainda, aumentar o desempenho físico e a massa muscular.

Ele também tem ação afrodisíaca, agindo como um "viagra" natural, ou seja, um estimulante, podendo atuar até mesmo contra a disfunção sexual, principalmente em mulheres acima de 40. E, ainda, há alguns estudos mostrando seu efeito na prevenção e tratamento da diabete. Além disso, o tribulus terrestris ajuda na redução dos sintomas da menopausa e pode auxiliar no alívio de dores, inclusive de cólicas menstruais. A planta é muito indicada para pessoas com idade entre 20 e 30 anos, que já mostram sinais de deficiência de testosterona.

Alguns estudos isolados apontam efeitos adversos como toxicidade e ginecomastia. O tribulus terrestris ajuda, também, na definição corporal, trocando massa gorda por massa magra, pode contribuir para a redução do "inchaço", isso porque a erva possui ação diurética, que ajuda a diminuir a retenção de líquidos do corpo e porque seu principal efeito é sobre a produção e distribuição de testosterona no organismo, o que aumenta a massa muscular e o desejo sexual, tanto em homens, quanto em mulheres.

A testosterona começa a diminuir sua produção em torno dos 35 a 40 anos nas mulheres e após os 50 nos homens. Neles, a produção ocorre 95% nos testículos e de 5 a 7% nas glândulas adrenais, já nas mulheres, antes da menopausa, o hormônio é produzido pelos ovários (25%), adrenais (25%) e produção periférica, a partir da androstenediona e da DHEA (50%). Após a menopausa, é produzido em menor escala pelas adrenais. Quando os testículos não produzem mais a quantidade convencional desse hormônio, inicia-se um problema chamado de hipogonadismo primário e isso interfere diretamente na saúde sexual, já que o homem diminui a ereção, a ejaculação e não consegue mais ter orgasmos.

A diminuição nos níveis de testosterona está ficando cada vez mais precoce e tornou-se comum encontrar pessoas com 30 anos apresentando esses sintomas. Claro que existem problemas genéticos, mas algumas atitudes podem agravar a situação, tais como consumo excessivo de álcool, cigarros, comidas industrializadas em grandes quantidades e açúcar, que é um dos maiores vilões. Além disso, o pouco consumo de água, principalmente pelas pessoas com mais de 40 anos, é altamente prejudicial para a produção de testosterona.

Apesar disso, toda essa situação pode ser revertida e não apenas pela saúde sexual, mas também porque a testosterona é um hormônio cardíaco, que dilata as coronárias, melhora a irrigação vertebral e os níveis de pressão arterial, além de possuir um efeito direto na saúde dos ossos masculinos e do bom funcionamento cerebral. Por isso, visite um médico e converse com ele sobre a suplementação alimentar com tribulus terrestris, pois ele pode auxiliar na prevenção e tratamento de todos esses males.

Quarto fitoterápico: o pygeum africanum, trata-se de uma árvore caracterizada por apresentar aproximadamente 30 a 45 metros de altura. Possui folhas oblongas, crenuladas e coriáceas; suas flores são alvas, com pedúnculo avermelhado que dão origem posteriormente a um fruto em forma drupa globulosa. É originário das regiões montanhosas da África Equatorial, especialmente de Madagascar. Os nativos de África Equatorial empregavam a casca desta árvore para tratar enfermidades das vias urinárias e como afrodisíaco.

Esse é anticâncer de próstata, inclusive, para quem já tem câncer de próstata, ele ajuda a evitar a metástase. Por isso, o uso desse fitoterápico, aliado à testosterona, são os maiores preventivos contra o câncer de próstata e devem fazer parte da vida de todo homem.

Quinto fitoterápico: a clorela. Por mais que cuidemos da alimentação, não ficamos livre dos tóxicos, a não ser quem vivamos em uma bolha, afinal temos toxinas no ar, nas substâncias sintéticas, nas coisas inaladas, na poluição do ambiente. Muitas vezes essas toxinas são inevitáveis e invisíveis. Contudo, existe um alimento que é utilizado por astronautas e que funciona como detox para eliminar metais pesados e tóxicos, a clorela.

A clorela é uma alga de águas doces da Ásia, principalmente China, Japão e Coreias e é cultivada em tanques nos Estados Unidos, principalmente na Califórnia, e no Brasil. É fortemente pesquisada, pois é considerada como um alimento quase perfeito devido aos seus muitos benefícios. Ela é uma boa opção para os vegetarianos, que precisam de proteína e não consomem a animal, porque ela tem carboidrato, gorduras boas, ômega 3, fibras, minerais, como o cálcio (para quem tem osteoporose), potássio (reduz a retenção de líquido e hipertensão), fósforo, magnésio, ferro e selênio para evitar problema de tireoide.

A alga possui seis gramas de vitaminas, principalmente carotenoides, vitaminas do complexo B, C, D e E, e fitonutrientes, principalmente clorofila. A clorela é composta por uma camada exterior rica em fibras, não digerível, que compõe 25% da alga. Na camada interior, estão os outros 75% dos nutrientes. O fator de crescimento da clorela ajuda a reparar o DNA celular em seu núcleo e, assim, a restaurar células que podem se transformar em cancerígenas.

Ela é uma aliada para o antienvelhecimento, além de contribuir para o crescimento e desenvolvimento de crianças e adolescentes. Ajuda ainda no combate à osteoporose e na cicatrização de ferimentos dos diabéticos, que atualmente perdem membros por não conseguirem cicatrizar feridas. No Japão, se usa clorela no tratamento coadjuvante do câncer. Ela também diminui níveis de colesterol oxidado e açúcar no sangue, sendo indicada para quem tem diabetes e problemas de aumento do colesterol ruim.

A clorela ainda fortalece o sistema imunológico, aumenta números de anticorpos, fortalece o sistema circulatório e intestinal (ajuda na digestão, com ômega 3), ajuda a lidar com inflamação, principalmente em pessoas com doenças autoimunes como lúpus e artrite reumatoide. Ela ainda reduz o líquido no corpo e aumenta a quantidade de glóbulos vermelhos, pois é rica em ferro, o que é bom para quem tem anemia e ferritina baixa. A tirosina e o triptofano presentes na clorela se transformam em 5-hidroxitriptofano e, em seguida, em serotonina, ajudando mulheres que têm TPM.

As fibras da clorela eliminam gorduras pelo intestino, melhoram a digestão e alimentam bactérias boas no intestino. Elas ajudam na produção de lactobacilos quatro vezes mais que o normal. A clorela melhora o cérebro, a concentração, o poder do foco, a inteligência e ajuda na prevenção de Alzheimer e Parkinson. Ajuda também na visão devido a carotenoides, luteína e betacaroteno, diminuindo a incidência de degeneração de retina. A clorela possui vitamina C e ajuda na síntese do colágeno, além de possuir a vitamina K, que ajuda com problemas de coagulação, além de tornar o PH do corpo alcalino. Ela não tem contraindicação e se alguém sofre de ansiedade, o consumo médio de 500 gramas, em até quatro vezes por dia, pode ajudar a resolver esse problema.

Sexto fitoterápico: a maca peruana. A maca peruana é uma planta medicinal utilizada para regular o estresse, o que é ótimo para quem está precisando emagrecer. Ela age sobre a hipófise, hipotálamo e a glândula suprarrenal, produtora da adrenalina. Também funciona como estimulante, garantindo mais disposição e energia. Essa planta pode ter ainda efeitos no sistema reprodutor, ajudando na fertilidade.

A maca peruana aumenta a força, expande a capacidade cerebral e fortalece o sistema imunológico. Ao adoecer menos, a pessoa aguenta fazer melhor suas dietas e tem disposição para praticar exercícios. Ela também auxilia na perda de peso, por ser rica em fibras, que é ótimo para a digestão. Além disso, é rica em Ômega 3, melhora a pressão, a circulação e contém bastante ferro, ajudando a levar mais oxigênio aos tecidos, ou seja, o consumo diário de maca peruana fornece diversos benefícios para a saúde corporal e mental.

A Universidade College London fez um estudo e constatou que a maca peruana é muito relevante para lidar com problemas ligados a disfunção sexual, infertilidade, além de ajudar no momento da relação sexual. Para as mulheres na menopausa, um período marcado por prejuízos na libido, a planta também é um aliado. Ela também funciona como antioxidante, dificultando a formação de radicais livres, que são moléculas que contribuem para o surgimento de problemas, como Alzheimer, doenças cardíacas e até câncer.

A dose de consumo diária recomendada é de 400 a 1000 mg, na forma de cápsulas ou pó. O importante no caso de qualquer fitoterápico é verificar a origem, pureza e concentração do produto, ou seja, assegurar que a maca consumida é de boa procedência.

ANOTAÇÕES

OS BENEFÍCIOS DA MACA PERUANA NA ALIMENTAÇÃO

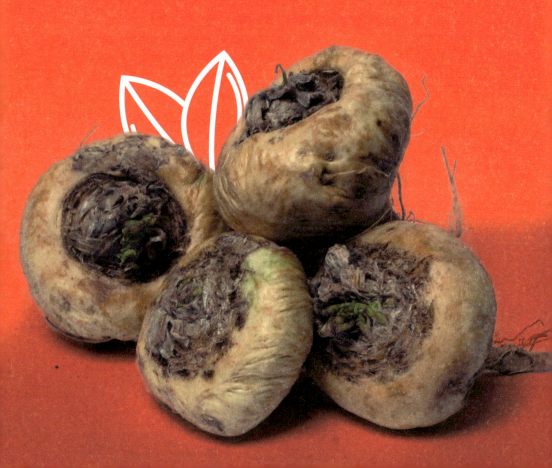

OS BENEFÍCIOS DA MACA PERUANA NA ALIMENTAÇÃO

A maca peruana ou ginseng peruano, é um alimento muito bom e que podemos encontrar de diversas formas no Brasil, e a principal indicação é o aumento da libido, mas ajuda em outras coisas, como melhorar a cólica menstrual, diminuir o calor durante a menopausa, aumentar a massa muscular e, para que fique bem claro, ela não é um hormônio, é um alimento.

A maca peruana é uma raiz e dela se extrai um pó. No Brasil, já temos em cápsulas também, e temos pó para ser manipulado em farmácias. Esse pó tem os mesmos benefícios das raízes. A quantidade adequada de consumo da maca peruana não é muita, no máximo entre uma colher de sopa e uma colher de sobremesa por dia, e sempre incorporando a maca ao alimento. Não devemos utilizar maca como farinha, na quantidade que quisermos, sem limite, porque ela tem um efeito medicinal. Não existe trabalho científico mostrando que a maca peruana funciona quando aquecida, então não se pode pegar uma colher da raiz e jogar na sopa, no chá, porque não pode usar aquecida, tem que ser usada em coisas frias ou naturais.

A maca peruana é usada há muitos anos pelos Incas e sempre como tônico para dar mais tônus. Agora, a grande vantagem é que ela não é como a cafeína, a cafeína também deixa você ligado, mas ela tem um pico e depois diminui. Então se ela não tem cafeína, ela é boa porque ela pode ser usada, finalmente, pelos hipertensos. Você que é hipertenso quer ter alguma coisa para te deixar mais para cima? Você pode usar a maca peruana.

Ela melhora a energia, pode ser usada logo de manhã no desjejum, pode se fazer um suco detox pela manhã usando a maca, porque muitas vezes a falta de energia pode ser falta de nutrientes e ela tem vários nutrientes. Tem uma ótima composição, é rica em aminoácidos, por isso ela ajuda na construção muscular também, e os aminoácidos ajudam na formação de neurotransmissores, ou seja, a pessoa vai melhorar o seu bem-estar, vai melhorar sua ansiedade, vai melhorar, inclusive, a compulsão por doces e por comida em geral.

A maca peruana também é rica em zinco, então é boa para sua pele, unha e cabelo, ela é boa para quem pratica exercício físico, é boa para homens e mulheres e ela ajuda a estimular a produção de testosterona. Ótima também para mulheres acima de 40 anos que, geralmente, começam a ter queda na testosterona, porque ela estimula o hormônio luteinizante, conhecido como LH, que estimula a produção de testosterona. Ela é comprovadamente um alimento afrodisíaco, tanto para homens, como para mulheres.

Agora, é bem verdade que as mulheres estão com queda de testosterona, às vezes precocemente, devido à poluição do ambiente, aos chamados xenoestrógenos encontrados em plásticos, em agrotóxicos e na água mineral que vem nos caminhões sob o sol. Então, o xenoestrógeno entra no nosso corpo e termina funcionando como estrógeno, impedindo, competindo e diminuindo os níveis de testosterona. O bom da maca é que ela faz essa modulação hormonal de forma natural, pois é um alimento, mas ela não tem efeito imediato, e sim gradativo, são dias a meses para se notar os resultados.

Existem algumas combinações ótimas para serem usadas com a maca, por exemplo, maca com cacau. A maca com cacau melhora a disposição física e o cacau é um dos mais poderosos antioxidantes, então os dois juntos melhoram disposição física e também diminuem mais ainda a compulsão por doces. Outra combinação é a canela com a maca. A canela com a maca ajuda a diminuir a compulsão por doce e também a emagrecer, porque diminui os níveis de glicemia.

Pode-se usar a maca junto com salada, como um molhinho natural, molho caseiro. Outra forma de se usar maca é com a fruta chamada pitaya, a mistura fica ótima. A pitaya tem fibras solúveis e insolúveis, ou seja, que são dissolvidas em água, ou não, e ela ajuda muito a nossa flora intestinal, além de dar saciedade. Se alguém deseja emagrecer, pitaya com maca peruana é uma ótima combinação. A maca tem um cheiro forte, algumas pessoas não gostam do cheiro dela, mas o sabor é muito sutil, um discreto sabor de raiz e até um pouquinho salgado também.

Também podemos colocar maca peruana numa salada de frutas, na salada de verduras, legumes, não existe contraindicação para o uso dela. O ideal é comprá-la pura, não misturada com outras coisas, a não ser que seja maca com cacau ou maca com canela. Outra coisa boa é que a maca não tem grandes quantidades de calorias e o ideal é usá-la todo dia e procurar fazer de formas diferentes para não enjoar.

Pela manhã podemos colocar no suco, coloca uma colher de sobremesa ou de sopa no suco detox. Uma pessoa que acorda já meio cansada deve tomar maca pela manhã e uma pessoa que fica cansada no final do dia deve comer a maca no meio da tarde. Agora, lembre-se, a maca não é um estimulante, como o café que tem um pico de ação e depois é preciso mais. A maca melhora a pessoa como um todo, durante o dia inteiro. Ela não é interessante para crianças.

Já existe maca em cápsula, mas se você for usar maca em cápsula é melhor ir ao nutricionista ou ao médico. Agora, uma pessoa que tem deficiência de testosterona, mulheres acima de 40 e homens acima de 50, normalmente têm uma queda de 15% do seu metabolismo e isso ajuda muito a engordar. Então, quando se usa maca peruana, que diminui a ansiedade, aumenta a testosterona, aumenta o metabolismo, tudo melhora.

Mulheres que tomam anticoncepcional, que é um veneno sem meias palavras, têm uma qualidade de vida melhorada com a maca peruana, porque elas normalmente têm descontrole hormonal, funcionam como uma mulher menopausada, mesmo sendo jovem. Então, as pílulas anticoncepcionais podem causar, também, deficiência de testosterona e a maca pode ajudar.

A maca pode ajudar a engravidar? Pode. Não por uma questão hormonal, mas os casais que normalmente têm dificuldade para engravidar, principalmente as mulheres, ficam muito ansiosas e não engravidam, muitas vezes, pela ansiedade. Gastam fortunas com médico, fazendo fertilização e não conseguem, aí começam a usar a maca peruana, começam a diminuir a ansiedade e engravidam.

Se você notou queda do teu apetite sexual, aí está uma grande ideia, maca peruana. Cada vez isso está acontecendo mais frequentemente e mais precocemente com homens e mulheres, pois as pessoas estão correndo muito, se estressando muito e o estresse diminui a libido, assim como o estresse diminui os hormônios sexuais. Podemos usar maca peruana sem risco, sem medo, com muita segurança, pois ela pode ajudar a combater problemas tão temidos, como a ejaculação precoce, por exemplo.

ANOTAÇÕES

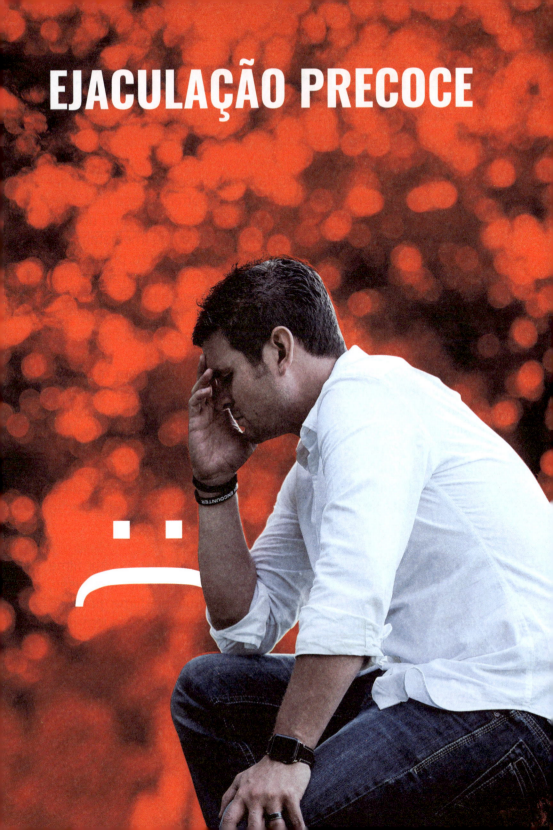

EJACULAÇÃO PRECOCE

Muitos homens sofrem de ejaculação precoce no mundo, para ser mais exato, um entre cada três homens sofrem desse mal. Mas o que é ejaculação precoce? Ejaculação precoce é uma doença em que o homem ejacula antes da penetração ou imediatamente após a penetração, então é muito ruim para o homem, pois ele fica com timidez, com vergonha, se achando um nada – a não ser que seja um homem egoísta – e é muito ruim para a mulher também, porque ela não se satisfaz, não tem prazer. Lembrando que não tem idade para isso acontecer, pode atingir todas as idades.

Alguns livros, mais focados na parte científica, falam que para ser considerada precoce, ela teria que ocorrer logo depois de um minuto de uma relação sexual, outros falam em três ou quatro. Enfim, nós sabemos que a média de ejaculação do brasileiro é algo em torno de cinco minutos, então se o homem está ejaculando muito antes disso, ele está sofrendo de ejaculação precoce. Ejaculação precoce é aquela que ocorre antes de a pessoa desejar, se ela não está querendo e acontece, é ejaculação precoce.

E sabe o que é pior? Os adolescentes começam a assistir filme pornô e esses filmes têm edição, mas eles não entendem isso, e eles ficam mais frustrados ainda, porque no filme pornô o ator passa meia hora fazendo sexo e eles não conseguem dois minutos, então imagine a autoestima dos garotos quando veem isso.

Isso pode desencadear naquela relação sexual que não dá prazer nem ao homem, nem à mulher. Mulheres que têm um homem com ejaculação precoce, não achem que ele se satisfaz e fica tranquilo, ele também se sente mal. É um problema do homem, mas os dois sofrem. Um amigo meu certa vez começou a namorar com uma menina muito bonita e no primeiro encontro sexual dos dois, no começo, ainda no beijo, ele ejaculou. A vergonha foi tanta que o namoro acabou. Até hoje os amigos zombam dele. E o pior de tudo é que acontece no primeiro encontro da vida do homem, então às vezes traumatiza. Mas o pior mesmo é que os homens têm preconceito de procurar ajuda, têm vergonha até de falar com os amigos, porque a mulher compartilha muita coisa com as amigas, mas os homens não têm essa coragem.

Existe a ejaculação precoce primária, que é aquela da primeira relação sexual e existe a ejaculação precoce secundária, que acontece depois na vida adulta, depois de um período de estresse, de dívida, de trauma, de assalto, de outras coisas. Existem algumas perguntas em relação à causa, tem gente que, por exemplo, pergunta o seguinte: masturbação causa ejaculação precoce? Não tem relação. Pensar em problema na hora da relação sexual interfere? Isso pode até piorar mais ainda e pode levar até a uma impotência na hora, ou seja, broxar. As pessoas perguntam se ejacular dormindo tem alguma coisa a ver com isso. Não tem nenhuma relação com isso.

Sabe o que é a principal causa da ejaculação precoce? Ansiedade. Outra causa: homens que não têm parceiras fixas, homem tem uma hoje e outra amanhã, ou daqui a 15 dias, então para cada encontro é uma ansiedade, é uma expectativa, isso gera mais ejaculação precoce do que aquele homem que tem sua esposa sempre, sua namorada, sempre a mesma mulher.

Também tem mais ejaculação precoce o homem que passa meses e meses sem ter relação sexual. Então aquele homem que passa 15 dias, um mês, dois meses, seis meses sem fazer sexo, quando faz é muito rápido. Diabetes tem relação com a ejaculação precoce? Não tem relação, pode ter relação com impotência, mas não tem com ejaculação precoce.

E o mais importante é falar do tratamento. O tratamento da ejaculação precoce não pode ser de uma mesma forma para todo mundo, tem que ser individualizado, saber qual é a causa. Se a principal causa é a ansiedade, isso tem que ser tratado. O tratamento pode durar de 6 meses a 1 ano, ou até mais tempo. Então é preciso que o casal tenha paciência.

Primeiro tem que haver a psicoterapia, não só do homem, mas do casal. Isso é um tratamento para ser feito pelos dois. Muitas vezes a causa da ejaculação precoce do homem é a mulher, que é ansiosa demais e cobra muito e o homem fica se sentindo muito pressionado. Às vezes é a autoestima do homem, ele acha a mulher bonita demais para ele, acha que não é merecedor daquela mulher.

Segundo tratamento: medicamentoso. Pode ser necessário alguma medicação ansiolítica como, por exemplo, a Paroxetina ou cloridrato de paroxetina, que é o inibidor seletivo da recaptação da serotonina, ou algum fitoterápico como a clorela. Pode-se usar chá de camomila antes da relação sexual, pode-se tomar um bom vinho, desde que não se vicie em tomar vinho sempre para não ejacular precocemente, porque o homem pode virar um alcoólatra e vai ser pior ainda, ele vai ficar impotente por excesso de álcool. Com o tratamento adequado da ejaculação precoce, normalmente em 30 dias já se vê resultado.

Até cirurgia já foi tentado para poder tratar ejaculação precoce. Não faz sentido. Antigamente se retirava o couro do pênis, o prepúcio, para diminuir o atrito e diminuir a excitação da glande, do órgão peniano, do órgão masculino. Só que o problema não é só no pênis, é na cabeça.

Outra coisa que pode ajudar muito para quem tem ejaculação precoce é dar uma parada no meio da relação, mudar a posição, fazer umas preliminares, mudar a música, fazer qualquer coisa para poder mudar um pouquinho o pensamento. Não mudar com coisas ruins da cabeça. Mulheres, não cobrem isso do homem, isso só piora. Vai deixar o seu marido, seu cônjuge mais estressado e ansioso. Os dois têm que buscar a solução juntos, se a cobrança piora vira uma bola de neve. Então, você que é mulher, que tem mais capacidade de fazer isso, prepara um ambiente agradável, música romântica, um cheirinho agradável, passa um hidratante cheiroso, faz algo legal para ele se acalmar, faz uma massagem nos pés dele, porque o homem às vezes está estressado e ele vai realmente ejacular logo, vai ser ruim para vocês dois. Mulheres sempre são mais sábias e podem curar, tanto elas mesmas, como seus maridos.

Tirem as crianças do quarto. Tem gente que dorme com sogra do lado da cama, então tira tudo, tira todos os fatores estressantes. Tem gente que deixa a porta do quarto aberta, as crianças entrando, batendo, tudo isso gera ejaculação precoce. Ejaculação precoce é uma doença séria, por isso acabe com os preconceitos, procure o médico especialista para isso, um urologista e um psicólogo para tratar sua mente. Faça meditação, Yoga , terapia, pilates, use clorela e entenda que os hormônios são seus aliados na luta contra esse mal.

ANOTAÇÕES

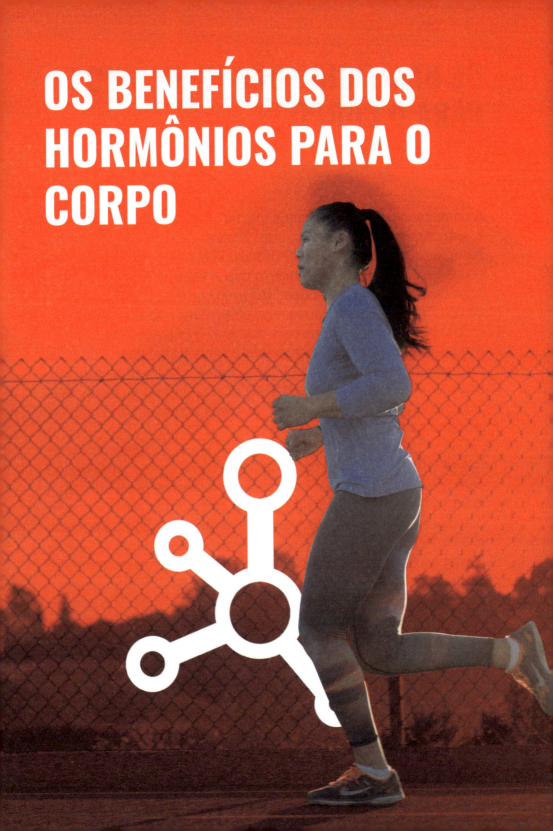

OS BENEFÍCIOS DOS HORMÔNIOS PARA O CORPO

A primeira coisa que nós temos que ter em mente é que hormônio é um suplemento. Temos que acabar com alguns mitos e paradigmas: hormônio não é um suplemento que vai estragar o fígado, não vai causar câncer e não é veneno. E o melhor dos hormônios é que sabendo usar da forma correta, pode-se observar os resultados que eles causam no corpo e na vida, na alegria e na motivação de viver, e pode-se ir aumentando a dose, diminuindo a dose de acordo com a resposta terapêutica e, claro, com os exames laboratoriais. Então, precisamos absorver a seguinte frase: aumentando a testosterona, aumentamos o tesão pela vida. Se alguém está sem tesão pela vida, provavelmente precisa aumentar a testosterona.

Dessa forma, se alguém está com mais de 40 anos e é mulher, ou com mais de 50 anos e é homem, a testosterona pode abrir uma nova porta para a sua vida. Quando nós vamos envelhecendo, começamos a adquirir algumas coisas que não são muito legais e, às vezes, antes do tempo. Por exemplo: geralmente a pessoa começa a ficar mais anêmica, sarcopênica, ou seja, a musculatura começa a atrofiar, começa a ter osteoporose e muitos começam a precisar de bengala. Eu não estou falando de uma pessoa com 90 anos, estou falando de pessoas de 55 e 60 anos que já começam a viver isso e o melhor tratamento para essa fragilidade toda não é bengala, é testosterona.

Uma pesquisa feita por um órgão chamado Alliance for Natural Health International, comparou o uso de suplementos com algumas outras coisas. Você sabia que, segundo esse estudo, temos 900 vezes mais chances de morrer com intoxicação alimentar do que usando suplemento? Você sabia que temos 300 mil vezes mais chance de morrer se estivermos internados em um hospital do que fazendo suplementação? Você sabia que a chance de uma pessoa ter uma reação a esses remédios que você talvez tome, como Omeprazol, Captopril, remédio para tontura, esses remédios que todo mundo usa, é 62000 vezes maior do que quando usamos suplemento? Olha só uma história interessante: quando eu era médico residente, teve um anti-inflamatório moderno que foi lançado no mercado, que não agredia o estômago, curava tudo. Sabe o que aconteceu com ele? Em 1 ano, ele matou 130 mil pessoas. Poucos médicos souberam disso, só quem estuda mais. O propagandista de remédios simplesmente deixou de falar, ninguém foi levado à mídia. Agora, se o suplemento, se um chá mata alguém, no outro dia vemos na televisão todo mundo falando do chá quer seja hibisco, canela ou camomila. É assim que funciona: isso não dá dinheiro para as grandes empresas. Nós precisamos mudar nossos paradigmas e começarmos a falar mais da testosterona.

Com o envelhecimento, os homens principalmente, começam a perder cabelo, a aumentar a barriga, os peitos ficam caídos (ginecomastia), o pênis começa a ficar murcho e pequeno, e não levanta mais, o raciocínio fica lento, começa a diminuir a libido, não só a potência, o homem passa a perder a vontade também de ter relação sexual. Queda da massa muscular, osteoporose, o coração fica mais fraco, dentre outras coisas. Quantas vezes nós pensamos ou alguém falou para você que é transplantado, que teve angina, que tem problema cardíaco, que poderíamos nos beneficiar com testosterona? Talvez você nunca tenha ouvido falar disso.

Quando os níveis de testosterona da pessoa diminuem, ela começa a perder os pelos de todo o corpo, não só da cabeça, e quando modulamos esses hormônios de uma forma bem feita, a pessoa melhora de tudo, e o melhor: com um mínimo de risco.

Você sabia que testosterona é um antidepressivo? É também. Ela é melhor antidepressivo do que muita coisa. Uma coisa que melhora os ossos, melhora a libido, a força muscular, a disposição física, a imunidade, como não seria antidepressivo? A pessoa adoece menos com testosterona, melhora sua performance sexual, melhora o transporte de oxigênio dentro das células, então você vai ter mais energia para os teus exercícios físicos e vai melhorar, inclusive, do diabetes. Uma pessoa com testosterona diminui inflamações, quem tem artrite, artrose e já está numa idade que precisa de testosterona, talvez seja uma coisa boa. Testosterona também ajuda a melhorar a memória.

Tudo isso faz com que a pessoa volte a viver bem. Simples assim. Homens com testosterona baixa ainda apresentam uma coisa chamada oligospermia ou azoospermia. Azoospermia é a situação em que nenhum espermatozoide é detectado no sêmen ejaculado. Isto pode acontecer porque não há produção de espermatozoides pelos testículos ou porque há algum tipo de bloqueio do sistema de transporte do esperma, o que impede os espermatozoides produzidos de chegarem ao exterior. Chama-se oligospermia à situação em que existe no sêmen ejaculado uma quantidade de espermatozoides menor que a normal. Às vezes, os homens se separaram, estão no segundo casamento com uma mulher mais jovem, querem engravidar, têm direito a ter uma nova vida, mas não conseguem porque não têm testosterona num nível adequado.

Muitas pessoas dizem que isso é uma novidade, mas não é. Eu queria muito dizer que sou um cientista inovador, mas eu estou apenas comunicando isso para as pessoas. A busca pelos efeitos da testosterona vem de muitos anos. Em 1889, o Dr. Charles Eduard extraía testículos de cachorro e implantava no seu próprio abdômen e ele garantia que isso mudava a vida dele. Em 1930, foi descoberta a testosterona e em 1935 ela foi sintetizada. Se olharmos no Google Acadêmico, veremos mais de 18.000 publicações falando sobre estudos envolvendo o seu uso.

A testosterona é uma substância endócrina, produzida por glândulas endócrinas e tudo que vem de glândula endócrina melhora o corpo inteiro. Por exemplo: um hormônio tiroidiano, se precisamos e usamos, ele melhora o corpo inteiro. A testosterona, se precisamos e usamos, ela melhora o corpo inteiro. Agora, a modulação hormonal, ou seja, equilibrar todos os hormônios, só funciona se equilibrarmos tudo no corpo. Não adianta só sair por aí pedindo ao médico, para começar a usar testosterona. Meu objetivo é que possamos abrir os olhos e comecemos a ver que existe um mundo diferente, que a depressão pode não ser depressão, que o cansaço físico pode não ser porque você é cansado, pode ser que você precise de testosterona. Mas para fazer a reposição de testosterona, modulação hormonal, é preciso equilibrar também tireoide, pâncreas, adrenais e, quem sabe, recorrer ao hormônio progesterona.

> **...aumentando a testosterona, aumentamos o tesão pela vida. Se alguém está sem tesão pela vida, provavelmente precisa aumentar a testosterona**

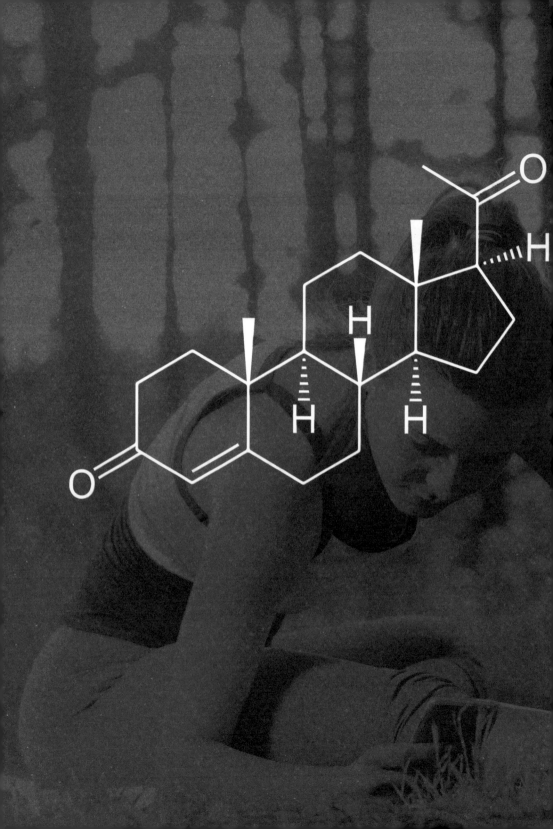

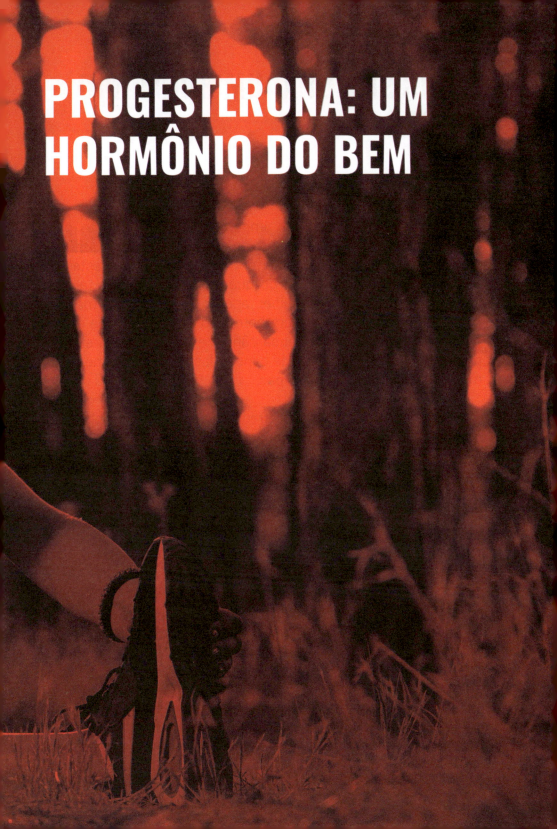

PROGESTERONA: UM HORMÔNIO DO BEM

PROGESTERONA: UM HORMÔNIO DO BEM

A progesterona é um muito importante, principalmente para mulheres que usam anticoncepcional e para homens que têm uma história familiar de problema na próstata. A progesterona é um hormônio, ao contrário do que muitos falam, que tanto o homem produz, como a mulher, apesar de existir em maiores quantidades na mulher, e é um hormônio do bem, porque é não-proliferativo, ou seja, não causa câncer e ainda ajuda a evitá-lo, principalmente alguns tipos de câncer das mulheres como os de mama, ovário, útero e de trompas.

Contudo, as mulheres hoje enfrentam um grande problema: é que os anticoncepcionais que elas costumam tomar inibem a produção de progesterona, que é saudável para elas, esses anticoncepcionais inibem a ovulação da mulher. A mulher que usa anticoncepcional, em termos bioquímicos, se comporta como uma mulher menopausada, então, se progesterona é um hormônio anticâncer e a mulher não produz progesterona, se ela usa anticoncepcional, logo ela tem maior risco de ter câncer, principalmente de mama. Então, essa informação é preocupante pois as mulheres não estão ovulando mais, estão menopausadas ou usando anticoncepcional.

Uma coisa que pouca gente sabe é que homens também sofrem com a deficiência de progesterona. Às vezes, os homens nem sabem que progesterona é um hormônio deles, só pensam em testosterona, mas todos os hormônios das mulheres também são produzidos no homem, mesmo que em uma escala menor. O principal efeito da deficiência de progesterona num homem é o crescimento prostático, ou seja, a próstata começa a crescer e, apesar de muitos falarem em genética, isso também é hormonal.

Então, se alguém tem hiperplasia benigna da próstata, ou seja, se a próstata cresceu, mas não é um tumor, ela se beneficiará com progesterona. O ideal é pedir ao médico, nutrólogo, ortomolecular ou urologista e conversar com ele sobre o assunto. Muitos pacientes se beneficiam de progesterona creme tópica, aplicada atrás do joelho e esse é melhor local para se aplicar hormônios isomoleculares, porque na minha experiência de área clínica eu tenho percebido que as pessoas quando passam na pele, nos braços e vão para cama se deitar com alguém, acaba por contaminar o outro com o hormônio. Então, passando atrás do joelho você evita contaminar outra pessoa com um hormônio que ela talvez não precise.

E por que isso é tão importante? Porque a mulher que usa progesterona na testa ou no braço e deita com o marido, e aquela progesterona passa para ele sem ele necessitar, isso faz com que ele tenha queda na libido. Contudo, homens que têm problema de hiperplasia benigna da próstata podem usar a progesterona, principalmente na região entre a bolsa escrotal, os testículos e o ânus. Aplicando a progesterona nessa região, ela é absorvida e vai direto para próstata, e em doses específicas, indicadas pelo médico e isso não vai interferir na libido.

A progesterona é um hormônio muito interessante e nos Estados Unidos, em alguns lugares, ela é utilizada em estupradores. O homem que estupra várias mulheres, vai para cadeia, passa lá seis meses, 2, 3, 5 anos e quando sai da prisão, sai mais tarado ainda, então a polícia americana coloca uma tornozeleira eletrônica nele e o obriga a ir todos os meses à polícia tomar uma injeção de progesterona em altas doses, para acabar com a libido dele.

Precisamos entender então, que hormônios se forem bem passados, são coisas do bem. Mulheres acima de 40 anos, precisam investigar suas doses de progesterona, a taxa de progesterona na saliva, porque ela é simplesmente o hormônio que lhes protege contra os cânceres da mulher. Homens com hiperplasia benigna da próstata, conversem com o urologista sobre essa possibilidade e procurem entender mais sobre os hormônios e os benefícios que eles trazem para sua saúde, principalmente na idade mais avançada.

> A progesterona é um hormônio, ao contrário do que muitos falam, que tanto o homem produz, como a mulher, apesar de existir em maiores quantidades na mulher, e é um hormônio do bem, porque é não-proliferativo..

OS EFEITOS DOS HORMÔNIOS NA IDADE AVANÇADA

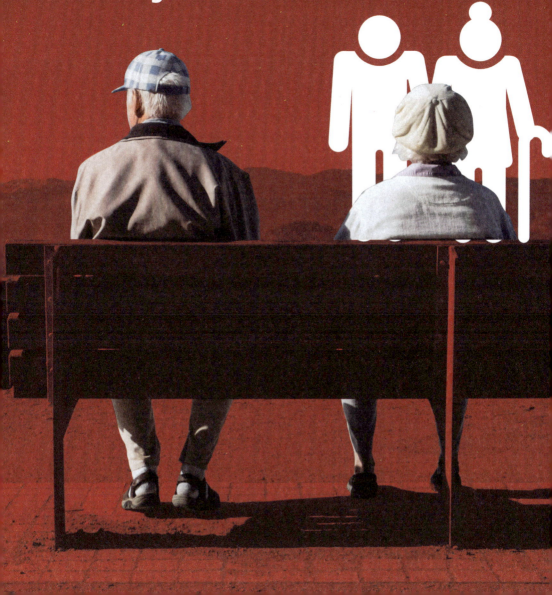

OS EFEITOS DOS HORMÔNIOS NA IDADE AVANÇADA

Existe uma coisa muito importante que muitas pessoas não estão usando ainda, que são os hormônios isomoleculares, ou também conhecidos como hormônios bioidênticos. Para aqueles que já os utilizam, é muito importante lembrar que esses hormônios não devem ser passados via oral. O ideal é que seja feito via tópica, de preferência atrás do joelho. Tudo que é dado via oral tem que passar primeiro pelo fígado, e quando passa por ele, muita coisa fica retida, então as doses dos hormônios têm que ser muito mais elevadas. É isso que acontece, por exemplo, com os anticoncepcionais.

Os hormônios servem para melhorar a orquestra do nosso corpo, mas há pessoas que acreditam existir uma dose única para todo mundo e não é assim. A medicina hoje é uma medicina personalizada, então uma suposta paciente que chamaremos de Maria precisa de um determinado hormônio, um determinado tipo de alimento, um determinado tipo de dose. Cada pessoa pode se dar bem ou não com alguma coisa e é preciso entender se a pessoa se dá bem com isso ou aquilo. Contudo, o mais importante se alguém deseja fazer um tratamento hormonal, é saber que o melhor tratamento precisa ser avaliado a partir dos níveis de hormônio coletados na saliva. E por que isso? Porque no sangue nós não conseguimos medir da forma correta o hormônio livre, que é o hormônio disponível para a gente. Na saliva conseguimos. Se alguém faz medida de hormônio através do sangue e acha que está fazendo grande coisa, saiba que essa pessoa está fazendo uma medição ultrapassada, da época das cavernas. Acabou, não existe mais isso ou pelo menos não deveria mais existir.

É claro que tem muita gente que não tem condições financeiras de pagar um exame – que é a maioria da população – a gente tem que encarar essa realidade. Então, a maioria da nossa população não tem condições de fazer exame hormonal na saliva, porque é caro, mas eu não posso deixar de falar disso. Nós precisamos lutar para que isso aconteça para todo mundo, aconteça no SUS (Sistema Único de Saúde), porque não adianta haver enganação, as pessoas fazendo exame no sangue e achando que está tudo bem, porque não é assim. Então, pode ser que as pessoas nem façam o exame da saliva por ser tão caro, mas é preciso que todos saibam que isso existe e que é muito melhor. Já a melhor via de administração dos hormônios é a transdérmica, através da pele.

Muita gente me pergunta onde é produzida a testosterona. Todo mundo acha que a testosterona é produzida, no homem principalmente, só no testículo, mas vocês sabiam que se castrarem um homem, cortarem seus testículos, ele ainda produz testosterona? Produz porque 95% da testosterona é produzida no testículo e 5% é produzida nas glândulas suprarrenais, por isso que você já ouviu falar na história que havia eunucos que às vezes transavam com a rainha. É porque eles ainda produziam testosterona.

Outra coisa importante sobre hormônios é que os chamados esteroidais são aqueles que vêm da molécula do colesterol. Muita gente tem medo do colesterol, mas ele serve também para fazer hormônio, então se alguém morre de medo de gordura, saiba que ela pode estar com deficiência hormonal também. Então, por exemplo, aldosterona, cortisol, pergnenolona, dhea, androstenediona, são todos esteroidais, então eles vêm do colesterol. São todos hormônios chamados anfifílicos, ou seja, eles circulam em meios com gordura e em meios com água. Esses hormônios viajam o corpo inteiro, mas eles são mais lipossolúveis, eles são 70% lipossolúveis e 30% hidrossolúveis, isto é, eles ficam mais na região que tem gordura.

Ao sabermos que o sangue tem menos gordura, pelo menos deveria ter, o sangue é hidrossolúvel, quer dizer que para os hormônios viajarem no sangue, eles precisam de algo que os carregue e o nome disso é proteína carreadora. Sendo assim, a testosterona, por exemplo, tem a sua própria proteína carreadora que é chamada de SHBG. O SHBG é uma proteína, um furgão que carrega junto a testosterona e o estradiol. Mas tem um problema: esse furgão em particular gosta de carregar mais testosterona do que estradiol, quer dizer que ele tem uma afinidade maior pela testosterona, e é onde vem o principal detalhe: com o passar dos anos no homem, esse SHBG aumenta em quantidade. Tem muito mais SHBG, mais furgões para carregar a testosterona. Na mulher esse furgão diminui, você tem uma quantidade menor de SHBG com o passar da idade, e isso faz toda a diferença no envelhecer do homem e da mulher.

Sabe o que acontece quando um homem vai envelhecendo? Se o SHBG, que é esse furgão que carrega testosterona, está em grande quantidade e ele não só carrega a testosterona, mas ele também prende a testosterona, o homem vai ficando com menos testosterona livre para ser usada. E a mulher, como diminui a quantidade desse furgão, a mulher aumenta a testosterona livre, apesar da testosterona geral dos dois cair, a testosterona disponível do homem é menor. E o que acontece na idade mais avançada? O homem vai ficando mais feminino, vai ficando mais gordinho, com o bumbum maior, mas é só gordura. Ele começa a apresentar ginecomastia, que é peito de mulher, caído.

Tudo isso porque esse SHBG começa a prender a testosterona, o pouco que ele tem. É como se a testosterona na idade mais adulta, mais senil, ficasse presa dentro de um furgão sem poder sair. A proteína prende a testosterona dentro da molécula dela. Já com a mulher acontece diferente, com o envelhecer, ela vai se masculinizando, ela cria bigode, ela fica brava, e é assim mesmo, porque o seu SHBG, a proteína que carrega a testosterona da mulher vai caindo, então ela tem mais testosterona disponível.

Para sintetizar, você pode encontrar testosterona no teu sangue em três formas: livre, que representa apenas 2% da tua testosterona; ligadas à albumina, que é 54% da testosterona e ligada ao SHBG, que é 44% da testosterona. Essa última parte está ligada a esse campo, esse furgão que prende a testosterona. Se você somar a testosterona livre e a testosterona ligada à albumina, você tem a testosterona disponível, ou seja, a que está ligada ao SHBG não é disponível.

O que eu quero dizer com tudo isso é que com a idade, não só a testosterona que cai, mas o SHBG que aumenta, principalmente no homem. Então, só dar testosterona não resolve. Muitas vezes você precisa também fazer o SHBG diminuir para poder melhorar a saúde masculina, principalmente. Como é que se faz isso? Administrando a testosterona e uma substância chamada long jack, mas isso é preciso ir ao médico nutrólogo, ortomolecular, endocrinologista, urologista para que ele possa passar essas coisas para quem precisa. Precisamos estar íntimos e familiarizados com suplementação, e com a consciência que o colesterol pode ser um grande aliado para a nossa saúde hormonal.

> **Os hormônios servem para melhorar a orquestra do nosso corpo, mas há pessoas que acreditam existir uma dose única para todo mundo e não é assim**

ANOTAÇÕES

OS BENEFÍCIOS DO COLESTEROL NA VIDA SEXUAL

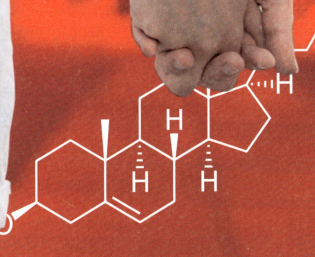

OS BENEFÍCIOS DO COLESTEROL NA VIDA SEXUAL

Pelo menos 50% das mulheres com mais de 40 anos sofrem com frigidez, enquanto muitos homens nessa faixa etária estão sofrendo com esquecimentos constantes, queda de cabelo, de libido e impotência e fazendo uso contínuo da chamada "pílula azul". Certa vez, atendi uma funcionária pública que tinha 65 anos e se queixava de insônia e depressão. Ela me contou que usava Rivotril para dormir há 20 anos, bem como vários remédios para dores que sentia pelo corpo. Sugeri que ela parasse de comer glúten por 10 dias e acrescentasse gordura em sua dieta. Após 10 dias nesse novo estilo alimentar, ela afirmou ter melhorado da depressão, da libido e o melhor, tudo isso sem nenhum tratamento hormonal.

Isso acontece porque sexualidade, função cerebral e as emoções estão relacionados aos hormônios corporais e o principal produtor de testosterona é o colesterol. Dessa forma, quando alguém faz uma dieta com redução de colesterol e uso de estatina, eventualmente a libido também vai diminuir. Essa é a razão porque tem aumentando tanto nos últimos anos a venda de medicações para impotência: a redução do colesterol e o aumento do uso de estatina. Sendo assim, quem deseja melhorar os níveis de testosterona, precisa incluir mais gordura na alimentação, reduzir o consumo de estatina e cuidar da saúde psicológica, principalmente no que diz respeito à redução da ansiedade e estresse.

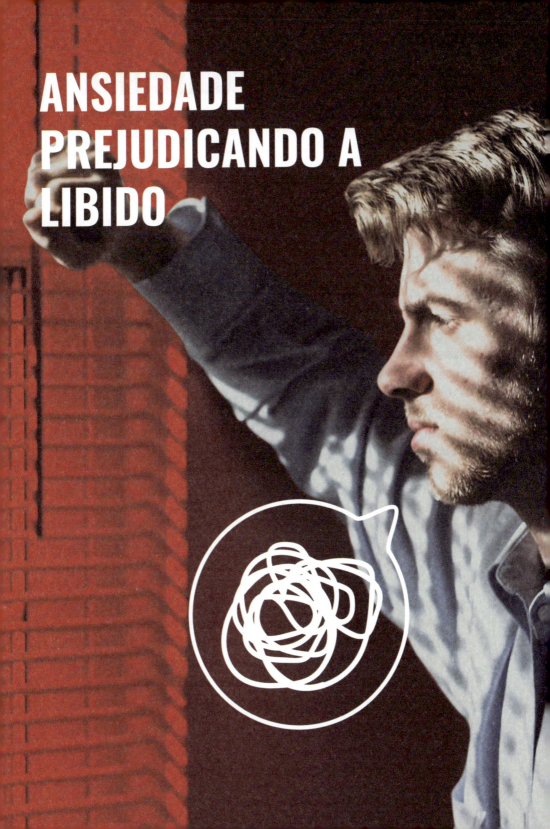

ANSIEDADE PREJUDICANDO A LIBIDO

Sabemos o quanto é ruim sofrer de ansiedade. Viver preocupado com o que ainda não ocorreu, por antecipação, não ter paciência com pessoas lentas, dormir mal e ter sintomas físicos, tais como: respiração curta e dores pelo corpo.

Você consegue imaginar uma pessoa ansiosa tendo equilíbrio mental para se permitir sentir desejo sexual por outra ou muito menos se entregar por completo a uma conexão mais íntima com seu parceiro (sua parceira)? Eu, por exemplo, sou médico cirurgião vascular e ortomolecular, formado há 20 anos e já sofri de ansiedade, chegando aos limites mais profundos, com a Síndrome do Pânico. Na mesma época que sofria de ansiedade, mantinha uma vida sexual muito instável, pois mente e corpo estão ciberneticamente conectados. Apesar disso, eu não somente me curei, como desenvolvi um método para curar pessoas com ansiedade. E melhorar assim suas vidas pessoais, conjugais e profissionais. Não existem áreas isoladas da vida, nossa vida é uma roda onde tudo está girando ao mesmo tempo de forma conectada.

Esse método desenvolvido por mim, consiste em um treinamento, que ocorre durante um final de semana e que envolve uma imersão em saúde, medicina ortomolecular, estudo da inteligência emocional, a produção de energia física e mental, e do incremento da qualidade de vida. Durante esse evento, você trabalha a ansiedade de forma profunda e definitiva.

Contudo, antes de falar de métodos de cura, responda sinceramente sim ou não para as perguntas abaixo:

Antes de dormir, você pensa muito sobre o que precisa fazer no dia seguinte?

Você sempre se sente cansado (a) ao final do dia?

Você quase nunca está satisfeito (a) com a vida?

Se a resposta foi sim para, pelo menos, duas perguntas, muito provavelmente você sofre de ansiedade e é muito fácil identificar os sintomas dessa doença. A ansiedade sempre está muito relacionada a preocupações, insegurança e baixa autoconfiança. Pessoas ansiosas passam a vida inteira no meio do caminho, pois pensam em tantas possibilidades de complicações dos problemas, que não conseguem tomar decisões, já que sempre estão com medo das consequências. São pessoas que fazem metas no início do ano, mas nunca pensam em que estado emocional vão estar. Muita gente é incapaz de tirar um momento do dia para pensar em suas questões emocionais.

Alguns casos de ansiedade não são generalizados, são específicos e, nesses casos, podem-se desenvolver fobias. A fobia, o medo e a ansiedade são ativadas na mesma região cerebral. Medos específicos como o de cobra, aranha ou avião, podem aparecer em vários momentos da vida, dependendo da situação que o indivíduo está passando. Agora, a ansiedade prejudica as pessoas sempre, independentemente de onde ou do que ela esteja fazendo. Pessoas ansiosas, por exemplo, quando são avaliadas em entrevista de emprego, saem prejudicadas nas seleções.

Existe uma ansiedade específica, que é a social, ela gera desconforto de estar na frente de outras pessoas, seja falando, comendo ou mostrando uma roupa nova, por exemplo. Essa fobia social pode desencadear sensações físicas como pele fria e suada, gagueira intensa ou avermelhamento do rosto. Muitos desses sintomas podem ser confundidos apenas com timidez, mas podem estar escondendo uma doença bem mais séria.

Já a marca do Transtorno de Ansiedade Generalizada apresenta sintomas mais chamativos e preocupantes, tais como se preocupar com as coisas do dia a dia todos os dias, ter pensamentos antecipatórios negativos persistentes por 6 meses ou mais, interferindo no cotidiano da pessoa afetada e causando sintomas físicos como fadiga. Os pensamentos sobre o dia seguinte começam a atrapalhar o sono e, consequentemente, destroem a memória, o humor e a concentração. Além disso, a ansiedade, assim como o estresse, pode levar o indivíduo à calvície.

As causas da ansiedade são as mais variadas. Dietas muito restritivas, com praticamente zero de carboidratos, por exemplo, podem levar o indivíduo à ansiedade e ela também pode ser aumentada nas mulheres durante a tensão pré-menstrual (TPM) e durante a gravidez.

Já as soluções são as mais variadas. Na alimentação, por exemplo, alguns alimentos possuem propriedades calmantes, os ricos em triptofano, como banana, aveia e mel, que ajudam, inclusive, a induzir o sono. Alguns chás, como os de camomila, de erva cidreira e de melissa também ajudam no processo de relaxamento.

Em se tratando de corpo, um dos melhores remédios para a ansiedade é aprender métodos de respiração e a prática de exercícios aeróbicos, pilates e meditação. Essas atividades funcionam como verdadeiros ansiolíticos no controle da ansiedade. Pesquisas mostram que se pararmos pelo menos 10 minutos por dia para meditar, teremos uma qualidade de vida absurdamente melhorada. Muita gente não faz meditação com a desculpa de que não tem um ambiente adequado ou calmo, mas não é preciso ser um monge para fazer meditação. Lembre-se: o ansioso precisa tomar decisões, fazer exercícios físicos, meditar, dormir e alimentar-se bem, só assim é possível levar a vida com qualidade, sem desenvolver nenhum transtorno generalizado, e o melhor, tendo uma melhora incrível na qualidade da libido e consequentemente dos seus relacionamentos.

> **Dietas muito restritivas, com praticamente zero de carboidratos, por exemplo, podem levar o indivíduo à ansiedade e ela também pode ser aumentada nas mulheres durante a tensão pré-menstrual (TPM) e durante a gravidez...**

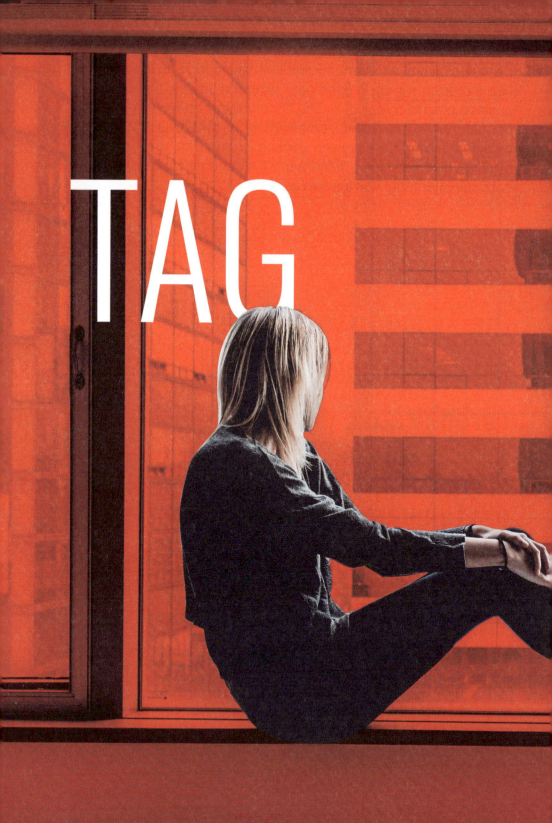

TRANSTORNO GENERALIZADO DE ANSIEDADE – TAG COMO FATOR INIBIDOR DA VIDA SEXUAL

TRANSTORNO GENERALIZADO DE ANSIEDADE – TAG COMO FATOR INIBIDOR DA VIDA SEXUAL

A ansiedade é uma apreensão, um sentimento de alerta constante que, junto ao medo de um perigo ou uma ameaça de futuro, gera uma dificuldade de parar de relaxar. Uma pessoa que não para, que não relaxa, não tem nem mesmo como viver direito, como trabalhar direito, imagine ter relações sexuais. Esse problema tem relação com uma hiperativação das regiões cerebrais chamadas amigdala e ínsula, ou seja, as áreas mais primitivas do cérebro. Para piorar a situação, as áreas mais evoluídas do cérebro, que são as frontais, não conseguem inibir isso.

Há 3 tipos principais de sintomas do transtorno de ansiedade, que ajudam a identificar a doença e os efeitos no corpo humano podem ser os mais variados possíveis:

Sintomas físicos: tensão motora (sintomas no corpo), tremores, tensões, dores de cabeça, dores nos ombros e nas regiões lombares.

Sintomas internos: hiperatividade (autonômica – sintomas cardiovasculares): palpitações e dores no peito, semelhantes a uma angina; boca seca, bolo na garganta, empachamento, roncos abdominais, diarreia, constipação e síndrome do intestino irritável, que piora quando o psicológico está abalado; polaciúria e disfunção erétil; tontura, que tem levado muita gente ao otorrinolaringologista, quando a causa é ansiedade;

vermelhidão no rosto, que quanto mais a pessoa busca se livrar, mais ela aumenta; e, por fim, algumas mulheres podem até parar de menstruar.

Sintomas psicológicos: vigilância constante (paciente sempre acelerado, prestando atenção e pensando em várias coisas ao mesmo tempo), ansiedade, irritabilidade, hipersensibilidade ao ruído, queda de concentração, agitação; não para de pensar, não consegue ler um livro e quando lê, não consegue lembrar de nada; insônia, dificuldade de iniciar o sono e, ao dormir, tem uma noite intranquila.

É preciso, contudo, excluir algumas doenças antes de pensar em ansiedade, tais como Pneumonia, DPOC, doença cardíaca, pânico, fobias e TOC, que podem trazer sintomas semelhantes ao transtorno de ansiedade generalizada. Já para a prevenção e tratamento dessa doença, algumas intervenções, medicamentosas ou não, devem acontecer no estilo de vida de quem busca estar sempre saudável:

Alimentar-se de forma adequada, praticar exercícios físicos e fazer terapia, mesmo antes de apresentar o problema, pois muitos só começam a se preocupar com isso quando a situação está se tornando insuportável.

TCC (terapia cognitiva comportamental), que ajuda a pessoa a reconhecer os sintomas e que está numa crise de ansiedade, podendo, inclusive, aprender a controlar problema.

Meditação do tipo mindfulness, que leva a uma redução da ativação da amígdala (parte do nosso cérebro responsável pelos estímulos de fuga ou luta), fazendo com que o corpo aprenda a relaxar.

Atividade física, como Yoga por exemplo. Após cerca de três meses, os resultados já podem ser sentidos na vida do praticante.

Quando os sintomas não melhoram com essas ações, podemos associar medicações serotoninérgicas, que são inibidoras da recaptação da serotonina. Essas medicações podem ser suspensas e devem ter um plano com começo, meio e fim. Com o mínimo de remédio ou até mesmo a suspensão total. É preciso salientar que remédios psiquiátricos passados de forma correta não viciam e que, às vezes, demoram até 2 a4 semanas para fazerem efeito.

Enquanto não fazem efeito, os pacientes podem usar os ansiolíticos (sempre com supervisão médica), pois eles são eficazes, mas têm que ser usados com cautela, pois têm efeitos calmantes e não são para tratamento, são anestésicos. Os exemplos dessas medicações são Rivotril, Apraz, Alprazolam, Lorazepam, Bromazepam (Lexotam), dentre outros. Esses medicamentos só devem ser usados mediante planos médicos, pois podem danificar a memória e levar à ocorrência de quedas e acidentes. Eles são usados apenas como suporte, até que os inibidores da recaptação da serotonina façam efeito.

Portanto se você se identifica com problemas de ansiedade generalizada e percebe que isto está piorando sua libido, seus relacionamentos e sua vida como um todo, procure um médico, um psiquiatra com residência médica para tratar disso, assim como um psicólogo e um nutricionista. Engaje-se em grupos, como igreja, grupos de esportes e se misture na sociedade. A ansiedade às vezes pode voltar, assim como pode desaparecer para sempre, mas o paciente que já teve a doença precisa evitar ambientes com alto grau de estresse e, também, fazer exercícios que reduzam suas crises.

ANOTAÇÕES

TAG

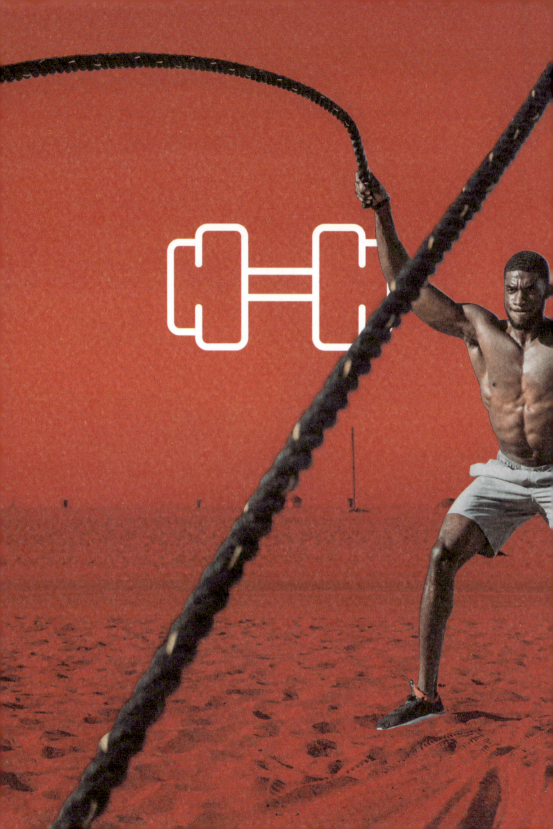

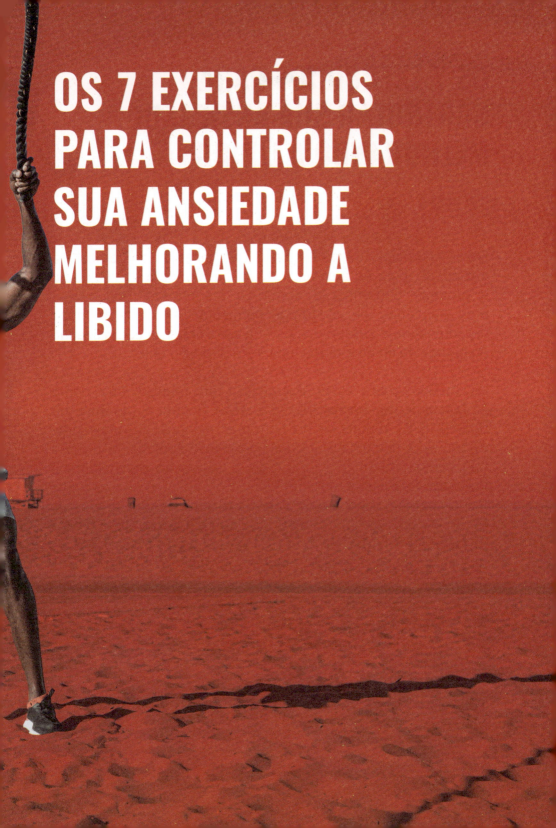

OS 7 EXERCÍCIOS PARA CONTROLAR SUA ANSIEDADE MELHORANDO A LIBIDO

OS 7 EXERCÍCIOS PARA CONTROLAR SUA ANSIEDADE MELHORANDO A LIBIDO

Fazer exercícios físicos de forma regular ajuda no combate à ansiedade, pois as atividades físicas estimulam o organismo a produzir endorfina, o hormônio responsável por causar uma sensação de alegria e bem-estar, além de produzir noradrenalina e serotonina, os quais auxiliam na estabilização do humor, na libido e numa vida sexual mais plena.

Os motivos para fazer exercícios são muitos, tais como emagrecimento, baixar TG, esteatose hepática (gordura no fígado), HAS, regulação do humor e melhoria da ansiedade. Agora, se a dificuldade é criar coragem e começar, é preciso não pensar muito e ir logo, pois a sensação de melhora é imediata. Pesquisas mostram que os praticantes de exercícios físicos tendem a prevenir a ansiedade, e não somente curá-la. Para isso, bastam 20 minutos de caminhada por dia, 5 vezes na semana. Claro que a cura não é imediata, mas aliando à terapia é possível ir diminuindo e até eliminando o uso dos medicamentos.

Abaixo, listei 7 exercícios principais no combate à ansiedade:

Corrida

Pessoas com ansiedade devem praticar atividades físicas aeróbicas moderadas, como corridas leves. Esse tipo de exercício exige bastante energia do seu corpo e, em troca, produz muita endorfina, noradrenalina e serotonina. A corrida é uns dos melhores exercícios para se obter esses benefícios.

Boxe

Além de ser muito bom para o sistema cardiovascular e incluir a realização de várias outras atividades, como correr, pular corda e fazer musculação, o boxe também é uma atividade física simbólica, que permite empoderar o praticante na luta contra a ansiedade.

CrossFit

O CrossFit é um programa de treinamento de força e condicionamento geral, focado em proporcionar a mais ampla adaptação fisiológica possível para qualquer tipo de pessoa, sem sofrer influências de variáveis como idade ou nível físico. O CrossFit é pensado para otimizar todas as capacidades físicas do corpo humano.

Por definição, o CrossFit é um sistema que vai cansar bastante o praticante, gastar muita energia e dar um senso de progresso, conforme a pessoa melhora nos exercícios. Isso sem falar no potencial simbólico de praticar um exercício que otimiza o corpo e todos os seus componentes e sistemas, o que definitivamente faz muito bem para a autoestima.

Caminhada

Mesmo não exigindo muito do corpo e, por consequência, possuindo um apelo mental mais interessante, a caminhada permite que o praticante possa se exercitar por um parque ao ar puro, onde ele pode acalmar a cabeça e respirar um pouco. Além disso, a longo prazo, os efeitos da caminhada são ótimos para o corpo humano e para criar um lugar "sagrado" para quem sofre de ansiedade.

Natação

Desenvolve parte respiratória do praticante.

Pilates

É importante no ensino do controle da respiração do praticante.

Ioga

É um exercício que estimula o autocontrole e a respiração.

Quando aliados a outras estratégias de controle da ansiedade, como acompanhamento psicológico e sessões de hipnose, nutricionista, um coach para organizar sua vida, um mentor espiritual, cursos de autoconhecimento e de meditação, esses exercícios são infalíveis no tratamento e prevenção da ansiedade. Porém, se a sua ansiedade está ocasionando sintomas físicos como gastrite, dores de cabeça e intestino irritável, veja a possibilidade de ir a um psiquiatra, pois pode estar relacionado à necessidade de alguma medicação específica, que se não tratada pode desenvolver quadros graves de estresse, que por sua vez, afetam fisicamente a saúde corporal.

ANOTAÇÕES

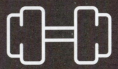

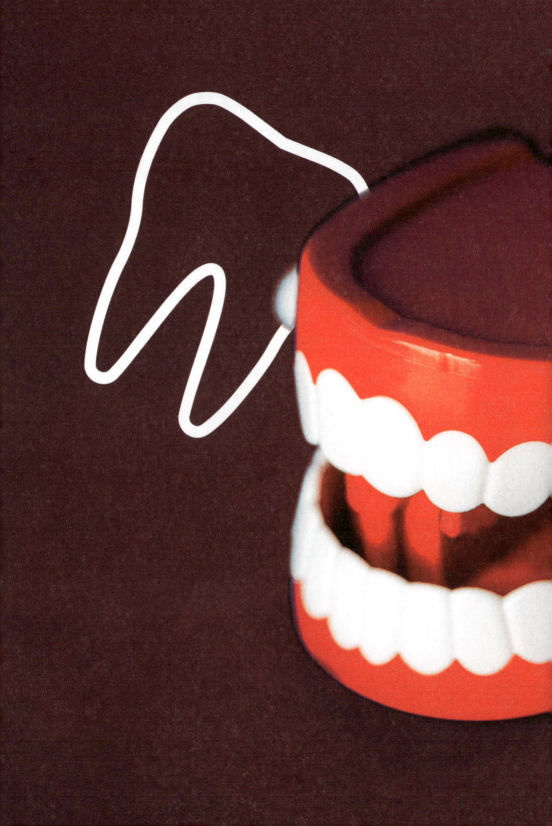

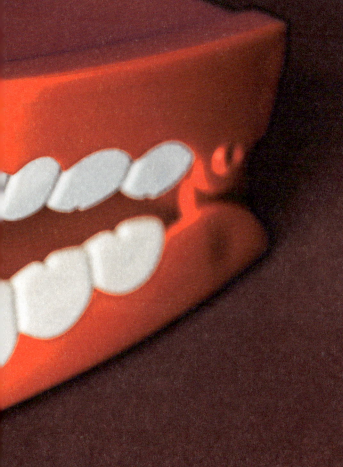

ALÉM DE PERDA DA LIBIDO, O ESTRESSE PODE CAUSAR PERDA DOS SEUS DENTES

ALÉM DE PERDA DA LIBIDO, O ESTRESSE PODE CAUSAR PERDA DOS SEUS DENTES

Que o estresse crônico leva a uma maior falta de interesse sexual pelo parceiro (a), isso você já sabe, mas o que talvez você ainda não saiba é que se o estresse continuar cada vez mais forte e de forma contínua, você além de não ir para a cama ficará sem os seus dentes.

Pessoas estressadas podem ter doença periodontal com mais facilidade. É o que mostra uma pesquisa feita pela Faculdade de Odontologia de Piracicaba da Universidade Estadual de Campinas (FOP-Unicamp). Quando a pessoa está estressada, o organismo produz em excesso uma substância chamada cortisol, que é um hormônio com a capacidade de enfraquecer o sistema de defesa do ser humano.

A relação deste hormônio com o sistema de defesa já está cientificamente bem estabelecida. Sempre que uma pessoa produz o cortisol em excesso, ela fica fraca e adoece com mais facilidade. Por isso geralmente ficamos resfriados quando passamos por períodos de estresse. Ao que tudo indica, a doença periodontal também pode ser causada pelo mesmo motivo.

A doença periodontal, ou periodontite como era conhecida antigamente, provoca a destruição dos tecidos que dão suporte aos dentes. Entre esses tecidos fica o osso onde a raiz do dente está implantada, que é chamado de osso alveolar, a gengiva que recobre e protege esse osso e fibras que são conhecidas como ligamentos periodontais. Elas fazem a ligação da raiz dentária com o osso. Quando a doença periodontal progride e, consequentemente, destrói esses tecidos de suporte, a tendência é que a pessoa perca os dentes.

Outros fatores, como o fumo e a diabetes, também contribuem para o aparecimento da doença periodontal. Porém, pelo fato de ficarem com o sistema de defesa enfraquecido quando estão estressados, os fumantes ou diabéticos têm mais facilidades para ter esses problemas.

Os autores desta pesquisa chegaram a esses dados depois de realizarem um levantamento e analisarem todos os trabalhos que foram publicados na literatura mundial sobre o tema, desde 1990. Isso mostra que essa é uma condição universal e todas as pessoas no mundo podem desenvolver doença periodontal causadas pelo estresse. Isso quer dizer que, independentemente de qualquer outro fator ambiental ou característica cultural, o estresse pode fazer com que uma pessoa perca seus dentes.

Com o ritmo acelerado de vida levado atualmente, é difícil não passar por momentos de dificuldades emocionais. Porém, o melhor que se pode fazer para evitar essas doenças é ter uma boa higiene bucal e tentar conduzir da melhor maneira possível esses transtornos. Caminhadas e a prática de esportes pode ser um caminho, assim como outras atividades que dão prazer. Dessa forma, o momento de estresse será curto e o corpo humano poderá reagir da melhor maneira possível, principalmente em casos específicos da idade, em que a sensação de estresse é latente, como durante a menopausa.

ANOTAÇÕES

128 ALÉM DE PERDA DA LIBIDO, O ESTRESSE PODE CAUSAR PERDA DOS SEUS DENTES

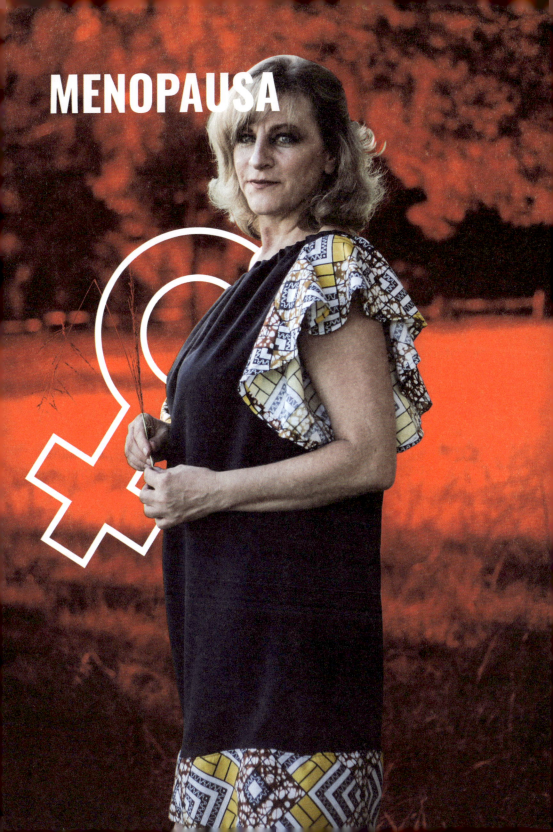

MENOPAUSA

A menopausa acontece devido à diminuição na produção dos hormônios responsáveis pelos ciclos menstruais, fertilidade e desejo sexual da mulher e a intensidade dos seus sintomas varia de acordo com cada organismo. Em resumo, a menopausa quer dizer a última menstruação e, geralmente, o diagnóstico é tardio, pois a mulher tem que ficar um ano sem menstruar para que seja considerada na menopausa.

O período que antecede esse momento tem o nome de climatério e os sintomas já podem ser sentidos durante ele. Esses sintomas normalmente têm início entre os 45 e 55 anos de idade, quando a menstruação passa a ser irregular e surgem problemas como ondas de calor, aumento da produção de suor e pele, cabelos ressecados, ansiedade, fadiga, dores de cabeça constantes, queda da libido, insônia, irritabilidade, perda de peso, osteoporose, choro constante, lapsos de memória e palpitação.

Esses sintomas e a sua intensidade variam de mulher para mulher, porque enquanto algumas não apresentam qualquer alteração, outras apresentam sinais muito intensos e difíceis de ignorar. A idade da menopausa também varia de uma mulher para outra. Em média, ela ocorre perto dos 50 anos, mas há mulheres que iniciam a menopausa antes dos 40 e há quem passe por ela depois dos 52, dependendo da genética e do estilo de vida da mulher.

O diagnóstico da menopausa é feito com base nos sintomas que a mulher apresenta e a sua principal característica é a ausência de menstruação por, pelo menos, 12 meses consecutivos. O médico também poderá solicitar a realização de um exame que verifica a taxa de FSH no sangue para comprovar a menopausa. Como menopausa não é uma doença, e sim uma fase da vida mulher, ela não tem cura, mas existem alguns cuidados que podem ser tomados para que esse momento seja o menos difícil possível.

Existem medicamentos receitados pelo ginecologista à base de estrogênio e progesterona, mas é contraindicado para mulheres que apresentam hipertensão descontrolada, neste caso, pode-se sugerir a suplementação com fitoterápicos, incluindo aqueles à base de soja. Outra opção para o tratamento da menopausa é a utilização de plantas, como a cimicifuga racemosa, ou erva de São Cristóvão, que alivia bastante os sintomas da menopausa, quando utilizada sob orientação médica.

Alguns cuidados com a alimentação também devem ser tomados, como evitar alimentos picantes, como picles. Toda mulher na menopausa deve beber muita água e comer frutas cítricas. Para diminuir as ondas de calor, é aconselhável pôr água gelada nos pulsos e bolsas de gelo nos ombros. Para a insônia, o ideal é tomar chá de camomila à noite e evitar café e chocolate nesse horário. Além disso, é muito importante a prática de exercícios físicos, pois a mulher tem tendência a acumular gordura na região abdominal durante essa fase. Outra dica importante, é consumir ginseng associado a alimentos integrais e algas marinhas, pois isso evita topos de glicemia que aumentam a fadiga.

Por fim, é preciso que a mulher faça modulação hormonal, para que consiga lidar bem com essa fase da vida. Contudo, é preciso entender que nem todos os hormônios são adequados e que não devem ser utilizados de forma indiscriminada e sem acompanhamento médico. Em 1940, um americano chamado Russel Marker conseguiu "clonar" o hormônio bioidêntico (isomolecular) vindo de uma saponina do cará selvagem, uma planta da família do inhame e criou um hormônio natural. Porém, como a indústria farmacêutica não pôde patentear essa descoberta, ela fabrica hormônios sintéticos com estruturas muito diferentes dos hormônios femininos.

Por conta disso, a maioria das mulheres não consegue usar hormônios sintéticos por mais de 6 meses, pois aparecem logo problemas de pele, acne e outros efeitos colaterais. A boa notícia é que já existem formas alternativas de tratamento hormonais, através de produtos aplicados diretamente na pele, por implantes subcutâneos e também os chamados chip da beleza.

"**Toda mulher na menopausa deve beber muita água e comer frutas cítricas. Para diminuir as ondas de calor, é aconselhável pôr água gelada nos pulsos e bolsas de gelo nos ombros. Para a insônia, o ideal é tomar chá de camomila à noite e evitar café e chocolate nesse horário. Além disso, é muito importante a prática de exercícios físicos, pois a mulher tem tendência a acumular gordura na região abdominal durante essa fase**"

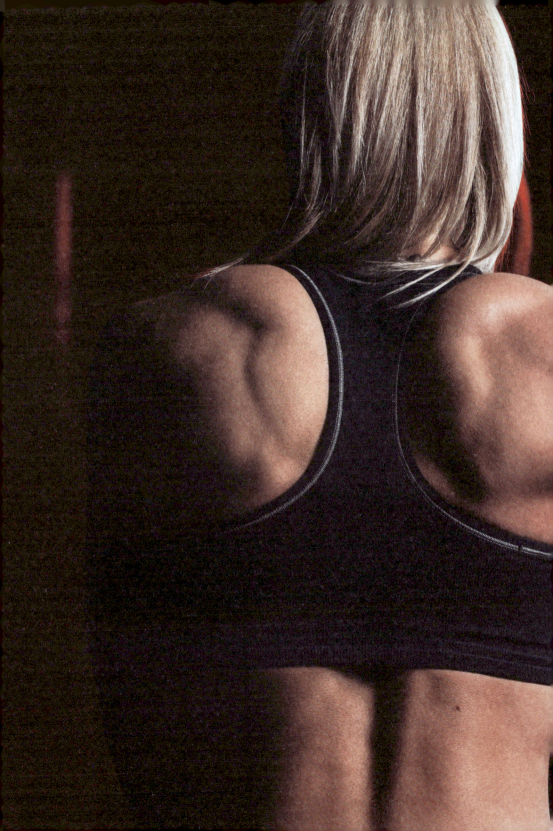

CHIP DE BELEZA MELHORA A LIBIDO E A MASSA MUSCULAR

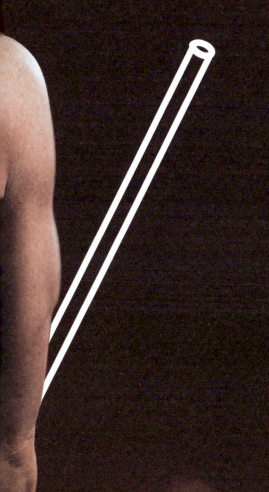

CHIP DE BELEZA MELHORA A LIBIDO E A MASSA MUSCULAR

Conhecido como chip hormonal ou chip da beleza, o dispositivo é um implante hormonal. Atualmente, várias modelos e blogueiras têm utilizado o implante para fins estéticos e têm obtido resultados como aumento da massa magra e redução de gordura corporal. Contudo, é preciso entender melhor do que se trata, antes de simplesmente querer utilizar. Além disso, seria o chip da beleza a solução para a queda da libido em pessoas que já começam a apresentar os sintomas de falta de desejo sexual, mesmo antes dos 40 anos? Vamos entender um pouco mais sobre esse chip.

Esse chip, que foi desenvolvido há mais 40 anos por um médico baiano chamado Dr. Elcimar Coutinho, funciona como uma modulação hormonal e nada mais é do que um tubinho de 3 a 5 cm colocado através de uma micro-incisão nas nádegas. Normalmente, não dói e nem incomoda, e pode ser retirado a qualquer momento. Ele possibilita a administração contínua e diária de hormônios, colocados abaixo da pele da paciente. É feito com o mesmo material de próteses de mama, um silicone, e na maior parte das vezes é inerte no organismo, ou seja, não faz mal, não provoca irritação, nem rejeição. A substância interna, os hormônios, saem do chip como um "suor" e normalmente, não causa nenhum tipo de infecção. Atualmente, a validade do implante é de 6 meses, em média, e custa em torno de 3 mil reais.

Um dos principais efeitos do implante é a suspensão da menstruação, uma prática incentivada por muitos médicos há bastante tempo, através de pílulas anticoncepcionais orais, DIUS hormonais (mirena) ou mesmo implantes que já existem no mercado. A suspensão da menstruação leva as pacientes a terem vários efeitos colaterais positivos, como a redução de tensão pós-menstrual (TPM), maior produtividade no trabalho e melhora dos efeitos da endometriose, uma doença uterina. Apesar disso, a modulação hormonal deve sempre ser precedida de prescrição médica.

E qual a diferença desse hormônio para o anticoncepcional oral? A principal delas é para se conseguir os mesmos resultados dos chips com os hormônios orais, é preciso consumir mais de 10 vezes a quantidade do hormônio do implante, pois grande parte dele fica retido no fígado e isso causa muitos efeitos colaterais. Utilizando o chip por um ano, a paciente recebe o equivalente a um comprimido de anticoncepcional oral, o que é uma dose muito pequena. O hormônio liberado pelos implantes não passa pelo fígado, causando menor acúmulo de gordura, celulite e flacidez, além de acidentes vasculares cerebrais, tromboses venosas e amputações. Outra vantagem é que, com o chip, não tem como haver esquecimentos e ainda é possível colocar uma dose menor de hormônio, diminuindo a flutuação dos níveis hormonais no sangue.

Quanto aos riscos a longo prazo, o chip pode causar aumento do risco cardíaco, resistência à insulina e diabetes. Além disso, é preciso considerar o efeito rebote quando o chip é retirado, já que é diminuída a massa magra e aumenta a gorda, levando a um aumento de peso na mulher. O chip é contraindicado para quem tem maiores riscos de trombose, trombofilias ou tromboses venosas prévias, assim como para quem tem histórico de câncer de mama. O Conselho Federal de Medicina (CFM) não recomenda o chip para fins estéticos, pois segundo eles, faltam evidências científicas para o uso com essa finalidade.

Comumente, o hormônio presente no chip hormonal é a gestrinona, um derivado da progesterona, que é bastante conhecido e prescrito como anticoncepcional, além de ser utilizado para pacientes que não podem menstruar. A gestrinona é um progestágeno que diminui a quantidade de estradiol e aumenta os níveis de testosterona na mulher, o que é muito útil, já que a falta de testosterona diminui o desejo sexual e a libido. Assim, ao aumentar esses níveis, aumenta-se a massa muscular, a libido, assim como diminui-se a gordura, melhora-se a desenvoltura profissional e sexual, bem como a energia. As mulheres possuem três tipos principais de hormônios: o estradiol, a progesterona e a testosterona, e eles devem permanecer em equilíbrio, pois quando há disfunção, o resultado são doenças como ovários policísticos.

O chip não é produzido no Brasil por indústria farmacêutica comum, ele é manipulado apenas por indicação médica e essa manipulação é feita de acordo com exames de hormônios no sangue ou na saliva da paciente. Em seguida, o chip é colocado de forma personalizada em cada mulher, sempre atendendo às suas reais necessidades. Esse tratamento costuma ser indicado para mulheres que não querem menstruar por terem cólicas menstruais intensas, pacientes com endometrioses, TPM severa, perimenopausa, hipermenorreia (fluxo intenso, sangramentos volumosos), inchaços extremos, pacientes com mioma.

Os bons efeitos colaterais são o emagrecimento e melhora da silhueta, mas também existem os ruins, como acne, queda de cabelo, aumento de pelos, da oleosidade da pele, engrossamento da voz, aumento do clitóris e irritabilidade. Para redução desses efeitos, pode-se usar o chip associado ao estradiol (hormônio feminino). Além disso, antes de começar o tratamento, é essencial que sejam solicitados para a paciente os exames de mama, ultrassonografia de mamas e mamografia, além da verificação da real necessidade, para além da estética.

Por fim, é preciso ter em mente que esse nome chip da beleza é fictício, pois para garantir um corpo saudável e bonito é preciso se alimentar bem, dormir bem, praticar exercícios, pois não há chip algum que seja milagroso nesse aspecto. É preciso que haja a associação do hormônio com a atividade física e uma boa alimentação. Não existe idade certa para utilizar o chip, já que ele pode ser prescrito para evitar gravidez, antes da menopausa e, depois desta, a partir de indicação médica, bem como pode estar associado ao uso de suplementação com DHEA, por exemplo, para que sua ação seja mais eficaz.

> *...é preciso ter em mente que esse nome chip da beleza é fictício, pois para garantir um corpo saudável e bonito é preciso se alimentar bem, dormir bem, praticar exercícios, pois não há chip algum que seja milagroso nesse aspecto.*

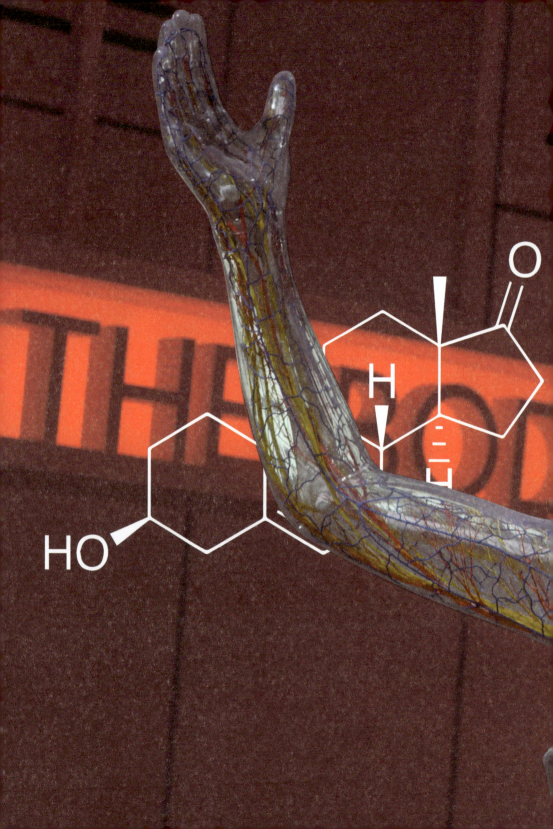

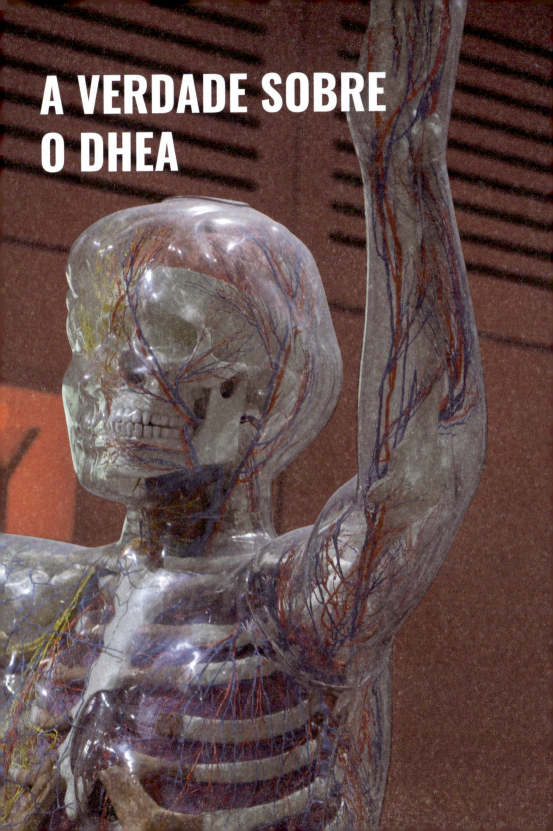

A VERDADE SOBRE O DHEA

A VERDADE SOBRE O DHEA

O DHEA é um dos hormônios mais presentes no corpo humano, é proveniente do colesterol e um precursor dos hormônios sexuais, como testosterona, estradiol e estrona. Lembre-se de que sempre que falarmos em algo que melhora a testosterona, estamos falando que essa substância melhora a libido. Contudo, para pessoas que possuem baixa produção do DHEA, é possível inseri-lo no corpo através de suplementação, mas antes é preciso conhecer exatamente o que ele é e quais suas propriedades e efeitos na saúde.

O cérebro humano possui inúmeros receptores de DHEA, que também é conhecido como esteroide neuroprotetor, pois é responsável pela proteção da nossa massa encefálica. No corpo do homem, ele produz majoritariamente a testosterona e na mulher, sua função é produzir estrogênio. Porém, em algumas pessoas, esta produção ocorre de maneira desordenada e isso acarreta em problemas de saúde. Pessoas obesas e diabéticas, por exemplo, podem ter uma conversão excessiva de DHEA em estrógeno, o que é ruim para os homens, por isso a importância de suplementar a alimentação.

O DHEA, quando se transforma em estrogênio, tem suas funções como hidratação de cabelo, da pele, controle da pressão arterial e ajuda na manutenção de cartilagens e tecido ósseo. Além dos efeitos físicos, o DHEA melhora a ansiedade e depressão, pois ele ajuda na síntese do hormônio do prazer, a serotonina, e reduz a fadiga adrenal, conhecida como estresse crônico. É altamente indicado para pacientes que sofrem de variação de humor, déficit de aprendizagem e de concentração. Apesar disso, o DHEA pode aumentar a agressividade, por conta da maior produção de testosterona.

A ação do DHEA é diferente no corpo dos homens e das mulheres. Nos homens, esse hormônio é responsável pelo crescimento, por diminuir a produção de SHBG, pelo aumento da libido e ereção. Já nas mulheres, com o aumento dos níveis de testosterona, há melhorias na energia, na sexualidade, no humor e na memória. Geralmente, os homens consomem 25 mg, e as mulheres 12,5mg diariamente, pela manhã, mas isso não é uma regra e deve ser prescrito por um profissional. Com aproximadamente 4 meses de uso contínuo, os resultados já podem ser sentidos. Contudo, apesar de tantas melhorias para o corpo humano, não é permitida a comercialização de DHEA no Brasil. Caso fosse, muitos problemas de saúde como câncer de próstata, por exemplo, poderiam ser até evitados. Enquanto isso, é importante que se cheque sempre a saúde através de exames especializados.

ANOTAÇÕES

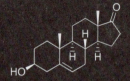

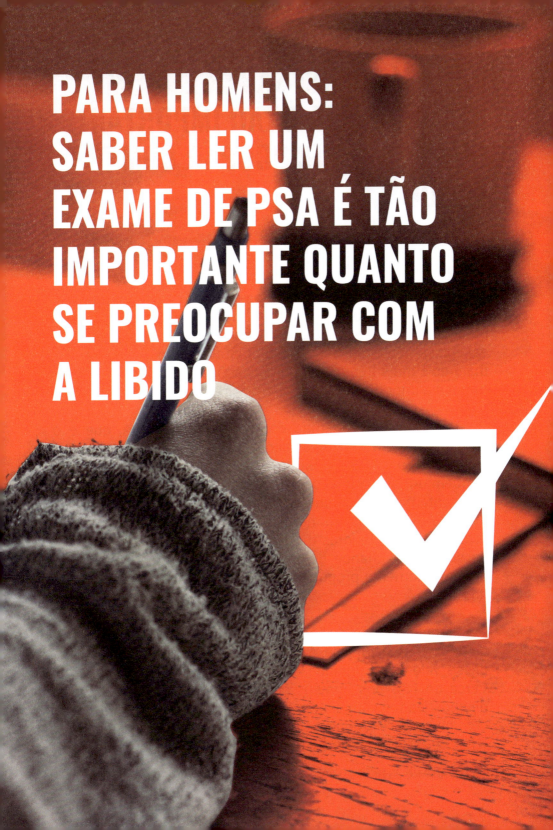

PARA HOMENS: SABER LER UM EXAME DE PSA É TÃO IMPORTANTE QUANTO SE PREOCUPAR COM A LIBIDO

Muitos homens ficam depressivos quando começam a perder o desejo sexual ou a potência, mas deveriam também se preocupar com seus exames relacionados à próstata, mais especificamente ao câncer de próstata, visto que uma das maiores e mais frequentes complicações do tratamento desse tumor é a impotência.

Existem muitos problemas com o exame de PSA, que é o antígeno prostático específico, usado principalmente para pesquisar câncer de próstata em homens assintomáticos. É também um dos primeiros exames realizados em homens que apresentam sintomas que podem ser causados pelo câncer de próstata. A maioria dos homens sem câncer de próstata tem níveis de PSA inferiores a 4 nanogramas por mililitro (ng /mL) de sangue. A chance de um homem desenvolver câncer de próstata aumenta proporcionalmente com o aumento do nível do PSA.

Geralmente quando o câncer de próstata está presente, o nível do PSA está acima de 4 ng/ml. Entretanto, um nível abaixo desse valor não significa que o câncer não esteja presente. Cerca de 15% dos homens com PSA abaixo de 4 ng/ml são diagnosticados com câncer de próstata na biópsia. Os homens com níveis de PSA entre 4 ng/ml e 10 ng/ml, têm uma chance em 4 de ter a doença. Se o PSA se encontra acima de 10 ng/

ml, a possibilidade de ter câncer de próstata é superior a 50%. (Fonte: Oncoguia)

Os problemas com o exame estão principalmente com interpretações erradas, pois há homens que não têm câncer de próstata e estão sendo tratados como se tivessem. A primeira coisa que precisamos entender é que não devemos nos preocupar tanto com o PSA total, mas sim com o PSA livre. Para quem não sabe, o PSA está muito ligado com a presença, ou não, de aumento da próstata, então ele é um marcador tumoral usado para dar diagnóstico de câncer de próstata, mas nem sempre quando ele está elevado quer dizer que a pessoa tem câncer de próstata.

Caso o PSA total esteja aumentado, mas o PSA livre for maior que 20% do PSA total, você provavelmente tem hiperplasia benigna da próstata, uma doença benigna. Outra coisa muito importante que as pessoas não sabem é que a doença benigna da próstata, hiperplasia benigna da próstata não vira câncer. Como também o câncer não dá sintomas de hiperplasia benigna da próstata, então aquela pessoa que tem problema de retenção urinária, aquela pessoa que tem o jato mais fino, que vai ao banheiro, aquilo ali não é câncer de próstata, aquilo é hiperplasia benigna da próstata.

A próstata é uma glândula e ela fica em volta do canal da urina, da uretra, sendo assim, quando a próstata cresce ao redor da uretra, o homem tem a hiperplasia benigna da próstata. Quando aparecem tumores na parte mais de fora dessa próstata, na parte mais externa, a chance de ser câncer é maior. Então, o tumor fora da próstata, na parte mais externa da próstata, não comprime a uretra. Para hiperplasia benigna, que é a que dá perto do canal, pode-se fazer uma cirurgia, uma ressecção transuretral, para aliviar os sintomas. O tumor ocorre na periferia da próstata, tanto que o toque retal facilmente diagnostica um tumor.

Agora, por que o PSA é tão complicado? Porque se a pessoa andar a cavalo, se andar de bicicleta, se fizer sexo num dia e no outro dosar o PSA, tudo isso aumenta o PSA. Se o homem tiver uma prostatite, ou seja, uma infecção e inflamação da próstata, aumenta o PSA. Se correr 10km e no outro dia dosar, o homem pode ter o seu PSA aumentado, ou seja, muita coisa aumenta o PSA. Então, tem muita gente que está com PSA aumentado e não tem câncer de próstata. Mas tem um detalhe: todas essas coisas, esses detalhes, essas ações que eu falei, aumentam o PSA total, mas não o PSA livre. Então, se alguém faz o PSA livre e ele está menor do que 10% do PSA total, até que se prove o contrário, pode ser um câncer. Já o PSA livre entre 10 e 20% do PSA total, fica difícil, não dá para dizer, tem que analisar muita coisa em torno disso. Então, se PSA total está normal, não é preciso fazer mais nada, apenas o toque, mas se o PSA total está acima de 4, recomenda-se também fazer o PSA livre.

Fazendo o PSA livre, é simples analisar: PSA normal abaixo de 4, não faz mais nada além do toque. Acima de 4, faz também o livre. Se o livre der acima de 20% do PSA total, não tem câncer. Abaixo de 10% do PSA total, pode ter câncer. Se der entre 10 e 20%, fica a dúvida, é preciso investigar mais. Um conselho: o ideal é fazer PSA total e PSA livre em todo mundo. É claro que nem sempre o convênio libera, nem sempre o SUS dá, nem sempre o paciente tem como pagar por esse exame, mas o ideal é que nós médicos possamos pedir para todos os homens PSA total e o livre e analisar caso a caso, além de não esquecer de perguntar a história do paciente. E você, conta a história para o teu médico, "eu estou com meu PSA alto, mas eu andei de bicicleta ontem ou andei de bicicleta no dia que eu fiz o exame, e eu fiz sexo, eu corri 10km". É preciso entendermos bem o que estamos fazendo e conhecermos todo o seu corpo, até mesmo nossas glândulas.

ANOTAÇÕES

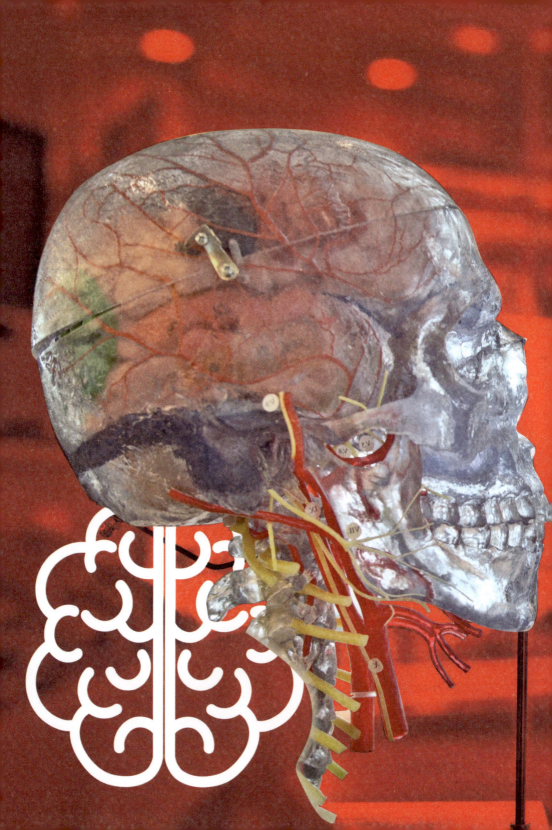

HIPÓFISE: O QUE É, PARA QUE SERVE E COMO CUIDAR DELA

HIPÓFISE: O QUE É, PARA QUE SERVE E COMO CUIDAR DELA

Se uma pessoa tem dor de cabeça, leite saindo da mama sem estar amamentando, impotência, queda súbita da libido, crescimento anormal de parte do corpo, parada de menstruação e não está na menopausa, ela precisa investigar hipófise. A hipófise é uma glândula que existe na nossa cabeça, no homem, na mulher, no menino, no velho, só não tem quem já tirou e vamos entender para que que serve a hipófise, como cuidar melhor dela e quais os sintomas que podem demonstrar se você tem um problema nela.

Existem outros nomes para essa glândula tão importante, também chamada de glândula mestra ou pituitária. Muita gente não sabe nem que existe essa glândula e tem gente que sabe que existe, mas não sabe para que serve. Ela fica na cabeça, na base do crânio e sem a hipófise, nós não existiríamos. Ela é o maestro de todas as glândulas. O tamanho da hipófise é de, mais ou menos, meio centímetro, ou seja, do tamanho de uma ervilha. A hipófise comanda o ovário, os testículos, lança hormônios do crescimento, ela comanda tudo e é formada por três partes: a hipófise anterior, que é a adenohipófise, hipófise intermediária, que a do meio, e a hipófise posterior ou neuro-hipófise.

A hipófise produz as gonadotrofinas, que são os hormônios sexuais que vão estimular os órgãos sexuais, ou seja, FSH e o LH. O FSH, hormônio foliculotrófico ou folículo-estimulante, é produzido pela hipófise e é uma das gonadotrofinas, juntamente com o LH. Apresenta como funções a regulação do desenvolvimento, o crescimento, a maturação puberal, os processos reprodutivos e a secreção de esteroides sexuais, nas gônadas (testículos e ovários). Ele também produz prolactina, que é o hormônio da lactação. O tão conhecido TSH, que é produzido justamente na hipófise para estimular a tireoide. Tem o hormônio adrenocorticotrófico, que estimula as adrenais a produzirem cortisol, que é o hormônio do estresse, mas também é um hormônio importante na luta do dia a dia. Tem o hormônio somatotrófico, que é o hormônio do crescimento e ele serve para criança crescer e para restaurar as células de um adulto. As nossas células vão se danificando e o hormônio somatotrófico vai restaurando e, inclusive, é ótimo para o antienvelhecimento.

É principalmente na hipófise posterior que são produzidos alguns hormônios importantes, que você talvez nunca tenha ouvido falar, como o ADH, o hormônio antidiurético. É ele que faz com que não passemos o dia inteiro fazendo xixi, em torno de vinte vezes por dia. Quando nós temos problemas nesse hormônio, adquirimos uma coisa chamada diabetes insipidus. Para quem achava que só existia o diabetes mellitus, que é aquele que o açúcar aumenta no sangue, saiba que existe esse outro tipo também, que é um diabetes que vem do problema da hipófise.

Ocitocina é um hormônio que a hipófise também produz, que é hormônio do amor. Quem usa ocitocina tem menores possibilidades de ter crises de pânico, quem usa ocitocina tem menor possibilidade de trair seu cônjuge, tem a libido aumentada e é também o hormônio que a mulher libera na hora que está amamentando, é o hormônio que faz o útero se contrair na hora certa do neném nascer.

Existem algumas dúvidas, alguns mitos e verdades com relação à hipófise e eu vou esclarecê-los agora.

Pergunta 1: Quando diversos hormônios femininos estão alterados é sinal de que tem algum tumor maligno na hipófise?

Mito. Toda mulher, uma vez ou outra na vida, vai ter alteração hormonal, mas uma das causas de a mulher não menstruar é sim o problema da hipófise, o tumor da hipófise. Então, se a mulher está parando de menstruar e não está na menopausa, ela que é mais jovem tem que investigar a hipótese. Nesses casos, é importante fazer uma ressonância cerebral. Outro caso importante são meninas ou meninos que têm puberdade precoce, isto é, começam a ficar adolescentes antes do tempo. Aquele menininho de 10 e 11 anos, que vai aparecendo bigode, a menininha de 8, 9 anos com seios que começam a aparecer precocemente, muito pelo no corpo, etc.

Pergunta 2: Impotência masculina pode ser devido a tumor maligno de hipófise?

Verdade. A impotência masculina pode ter várias causas e uma delas é tumor de hipófise, não necessariamente que seja um tumor maligno. O tumor de hipófise pode dar problema na produção de FSH, que é um hormônio que estimula os testículos e pode levar também a produção de prolactina, que é um hormônio que produz leite, mas num homem esse hormônio em excesso pode bloquear a testosterona. Assim, se o homem está ficando impotente e não é uma causa emocional e ele não está velho, então o problema pode ser na hipófise.

*Pergunta 3: Prolactina em excesso pode causar dor de cabeça?

Sim. A cefaleia ou dor de cabeça é muito comum em quem tem prolactina elevada. Quando uma pessoa tem um tumor de hipófise, que não precisa ser maligno, ela pode estar com a prolactina elevada. Muita gente tem. A pessoa pode ter uma coisa chamada galactorréia, que é sair leite do peito sem estar amamentando, inclusive, homens. Ela pode também ter aumento de peso e ausência de menstruação. Outra coisa: a mulher parou de amamentar e um tempo depois voltou a sair leite do peito, é preciso investigar a hipófise através de ressonância.

Pergunta 4: Tumor de hipófise é sempre cirúrgico?

Mito. Existe uma coisa chamada macro adenoma, que é o tumor grande da hipófise e esse normalmente precisa de cirurgia. Uma cirurgia hoje que está muito mais simples do que antigamente, é a cirurgia chamada transesfenoidal, onde o cirurgião chega até o tumor através do nariz, sem precisar mais abrir a cabeça como antigamente. Muitas vezes se tira a hipófise, e qual é o problema disso? É preciso repor os hormônios, então se alguém já operou a hipófise, precisa de reposição hormonal. Existem tumores com produção de prolactina que a pessoa consegue bloquear até 70% dessa produção com medicamentos. Uma coisa muito importante: todo paciente que vai fazer cirurgia bariátrica, ou seja, redução de estômago, precisa estudar a hipófise, senão depois vai ter complicação, volta a engordar e não sabe o porquê.

Pergunta 5: Traumatismo craniano pode lesar a hipófise e causar uma parada de menstruação?

Verdade. Se houver lesão da hipófise e houver diminuição do LH e FSH, pode sim. Outra coisa, mulher que sangra muito após o parto, a hipófise pode murchar e ela não engravida mais. Dessa forma, se você sangrou muito no parto e não está conseguindo engravidar, a causa pode estar na cabeça, na hipófise, então é preciso repor seus hormônios e, quem sabe, até engravidar de novo.

Existe também uma coisa chamada incidentaloma. O que é isso? É um tumor benigno que não produz o hormônio na hipófise, esse não precisa tirar. Muita gente pergunta o que é acromegalia. Olha só: se alguém tem na hipófise algum tumor ou algum problema que está produzindo demais o hormônio de crescimento, se ela produz demais esse hormônio de crescimento na infância, ela tem uma coisa chamada gigantismo, a pessoa vai ficar gigante. Se a pessoa produz demais esse hormônio do crescimento na vida adulta, ela tem aumento das extremidades das mãos, do queixo, nariz, da boca, isso é acromegalia. Se você está notando que suas mãos tão crescendo demais, seu queixo, sua queixada, pode ser problemas na hipófise.

Até o coração pode crescer com hormônio do crescimento e existem trabalhos demonstrando que o aumento do índice de câncer do intestino é muito frequente com aumento do hormônio do crescimento, decorrente de problema da hipófise. Então, você precisa sempre estar de olho, estar atento a esses sintomas e precisa dosar os hormônios da saliva de preferência. Se você já tirou a hipófise ou pedaço da hipófise e repõe hormônios hipofisários, é preciso dosar esses hormônios de três em três meses para acompanhar. Ela é nossa glândula mestra.

Mas calma, nem tudo é câncer. As pessoas têm medo quando os médicos falam em tumor. Tumor em medicina quer dizer caroço, mas não significa que é maligno, quer dizer apenas bolinha. Então quando ouvirmos a palavra tumor, não pensemos logo que é maligno. É muito importante, além de cuidar da sua hipófise e ficar de olho em todos os sintomas, ter uma boa alimentação, consumir pouca comida industrializada, cuidar das emoções, suplementar com ômega 3 que é bom para o cérebro, cuidar do intestino, fazer as dosagens hormonais uma vez por ano e, assim, viver com saúde e com paixão.

AGRADECIMENTOS

Quando começo a pensar sobre o tamanho deste projeto, não posso deixar de me lembrar de um lutador de boxe que entra no ringue no último assalto, olha para a plateia e decide a luta em um golpe final, conquistando a vitória através de um knockout. A torcida fica eufórica, o treinador vibra, tudo isso pela conquista que não foi apenas do lutador, mas um trabalho de equipe.

O lutador é o vencedor para o público; no entanto, em qualquer jogo na vida, há muitos campeões de bastidores, e nesta minha caminhada houve muitos. Há algum tempo, não era conhecido como uma pessoa grata, mas as coisas mudam e graças a Deus, nós mudamos também e quando começo a escrever, os sentimentos que tenho para com tantas pessoas, amigos e colaboradores leais e dedicados, sinto-me extremamente orgulhoso e cheio de gratidão, já que foi um verdadeiro esforço conjunto desde o início.

À minha mulher Andréa, minha mãe, meu pai e meus três filhos: Flávio, Levi e Arthur, o companheirismo de vocês sempre foi muito importante para mim.

Às minhas assessoras, Nayara, Camila e Cris, "as duas éguas de raça." - assim elas se autodenominam, que permaneceram focadas à visão de que um dia faríamos a diferença, mesmo que isto significasse ficar a noite inteira acordados ou às vezes longe dos familiares, longe de maridos e filhos, e me seguindo por todo o país, permanecendo em todas as ocasiões animadas e prontas a colaborar. Este livro não poderia ter sido escrito sem sua lealdade inabalável.

À minha parceira de negócios digitais, Daniela Moraes, que dedicou centenas de horas em sua vida para ajudar a levar nosso método para milhares de pessoas pelo mundo.

A meus parceiros, em especial a Kássia e o Eudes, que sempre acreditaram em meu trabalho, mesmo quando eu era chamado de louco no início da minha carreira.

Às famílias que estiveram em meus seminários, aprendi muito com vocês e lhes agradeço pela sua colaboração nesta jornada. Um agradecimento especial ao povo da cidade de Ipatinga- MG que me deu a convicção de que eu estava no caminho certo.

À Liliane, cujo amor, cuidado, amizade e dedicação vinte e quatro horas por dia para obter e garantir quaisquer recursos que eu precisasse aos quais deram-me a paz de espírito e tranquilidade para criar.

Ao Tony Robbins, meu querido guru, com sabedoria me conduziu aos caminhos certos, sabendo me guiar pelas estradas dos meus valores e pela minha própria essência. Serei eternamente grato pela sua luz.

Ao Dr. Augusto Cury, pela inspiração e modelo de humildade, mostrando que meu sonho de escrever um livro era possível.

A todos os voluntários do Instituto Dayan Siebra que deram seu amor, não somente a mim, mas para os participantes de nossos eventos. As famílias, os dependentes químicos, os adolescentes que encontramos pela frente, nunca mais serão os mesmos por causa da dedicação plena de vocês, doando o maior bem que uma pessoa pode doar, o amor e o ouvir na essência.

Vocês fazem a diferença!

À Editora CENE, que acreditou nesse livro antes mesmo de mim, sabendo que o conteúdo publicado iria impactar a saúde e qualidade das vidas das pessoas.

Aos meus familiares do Crato, interior do Ceará, vocês verdadeiramente me ensinaram pelo exemplo que a vida é um presente e que pessoas são todas iguais, independente de nível social, sexo ou raça. Aprendi com vocês também que a vida precisa apenas ser simples e quanto mais simples, melhor, menos complicada e simplificar é o melhor modo de se viver.

Ao mestre dos mestres, Jesus Cristo, que é modelo da minha filosofia de vida, compaixão pelas pessoas e empatia, recursos indispensáveis para quem deseja escrever um livro.

E, finalmente, muito obrigado a todo um time de pessoas que atuaram nos bastidores me apoiando, entre as quais: Arlindo Amando, Luciano e os meus seguidores do YouTube e Instagram.

Essas pessoas jamais aceitaram que alguma coisa fosse impossível. Todos nós esperamos bons acontecimentos por toda a nossa vida e esses presentes chegam até nós. Vocês todos são bênçãos e presentes em minha vida.

Dedicado à chama que arde dentro de você, não deixe que ela se apague nunca.

Acima de tudo ao meu saudoso avô José Siebra, exemplo de amor incondicional e apoio, mesmo que tenhamos vivido juntos apenas meus dez primeiros anos de vida. Eu amo você, vovô.